广东省儿童青少年
营养与膳食指导

主 编 纪桂元 彭接文

U0388458

人民卫生出版社
·北京·

图书在版编目（CIP）数据

广东省儿童青少年营养与膳食指导 / 纪桂元，彭接文主编 . -- 北京：人民卫生出版社，2024. 11.
ISBN 978-7-117-37204-6

Ⅰ. R153.2

中国国家版本馆 CIP 数据核字第 2024QQ0783 号

| 人卫智网 | www.ipmph.com | 医学教育、学术、考试、健康，购书智慧智能综合服务平台 |
| 人卫官网 | www.pmph.com | 人卫官方资讯发布平台 |

广东省儿童青少年营养与膳食指导
Guangdong Sheng Ertong Qingshaonian
Yingyang yu Shanshi Zhidao

主　　编：纪桂元　彭接文
出版发行：人民卫生出版社（中继线 010-59780011）
地　　址：北京市朝阳区潘家园南里 19 号
邮　　编：100021
E - mail：pmph @ pmph.com
购书热线：010-59787592　010-59787584　010-65264830
印　　刷：廊坊一二〇六印刷厂
经　　销：新华书店
开　　本：710 × 1000　1/16　印张：15
字　　数：253 千字
版　　次：2024 年 11 月第 1 版
印　　次：2024 年 11 月第 1 次印刷
标准书号：ISBN 978-7-117-37204-6
定　　价：69.00 元

打击盗版举报电话：010-59787491　E-mail：WQ @ pmph.com
质量问题联系电话：010-59787234　E-mail：zhiliang @ pmph.com
数字融合服务电话：4001118166　E-mail：zengzhi @ pmph.com

编 委 会

儿童是民族的未来,是民族复兴的希望。促进儿童青少年健康成长,对于国家未来的发展具有重要意义。加强中小学健康促进行动,增强青少年体质,是促进中小学生健康成长和全面发展的需要。6~17 岁学龄儿童正处于生长发育阶段,全面、充足的营养是其正常发育,乃至一生健康的物质保障,因此需要强调合理膳食。学龄期是儿童青少年获取知识、建立信念和形成健康行为的关键时期,因此本阶段的饮食、运动等生活习惯的形成也将对儿童青少年的一生产生重大影响。近年来,随着我国经济水平的提高,营养不足问题虽在一定程度上得到了改善,但不良饮食行为也在潜移默化中影响着儿童青少年的健康和体格发育。目前,我国儿童青少年存在着诸多健康危险行为,如缺乏体育锻炼、意外伤害、吸烟、饮酒等,这些健康危险行为将成为儿童青少年成长发育过程中的重要危险因素。

本书撰写时正值建设"健康中国"的国家战略时期和建设广东省"卫生强省"目标阶段。《"健康中国 2030"规划纲要》提出要"加强学生近视、肥胖等常见病防治"。《健康广东行动(2019—2030 年)》提出"实施中小学健康促进行动",确立了总的行动目标,以及个人、家庭、社会和政府的具体行动目标。《广东省儿童发展规划(2021—2030 年)》就儿童健康领域提出未来 10 年要普及儿童健康生活方式、提高儿童健康素养及增强儿童体质等目标。本书报告了2016—2017 年广东省儿童营养与健康状况,其主要发现为制定广东省儿童青少年营养和公共卫生政策提供了科学依据,是落实建设"健康中国"战略和实现"卫生强省"的具体体现。

全书分为绪论、膳食营养与生活方式、健康状况、结论和建议四个部分,共计十七章。第一部分绪论主要介绍了背景和意义(第一章)、数据来源(第二章)和人口学特征(第三章)。第二部分膳食营养与生活方式主要分析了食物和营养素摄入(第四章),身体活动(第五章),被动吸烟、饮酒(第六章)和常见健康行为问题(第七章)。第三部分健康状况主要描述了体格和营养状况(第八章),贫血(第九章),主要营养素和微量元素营养健康状况(第十章),超重、肥胖(第十一章),血压水平和血压偏高情况(第十二章),血脂水平和血脂异常情况(第十三章),血糖水平和糖尿病患病情况(第十四章),血尿酸水平和血尿酸偏高情况(第十五章)。第四部分主要总结了本书的主要发现,在此基础上提出一些政策建议(第十六章)并进行膳食指导(第十七章)。附录部分则包括调查抽样流程、调查内容及对应的质量控制方案以及其他结果等。

在本书出版之际,衷心感谢各调查点对本次调查的精心组织和实施,没有你们,如此庞大而繁复的现场调查就不可能完成,调查数据的质量也无法得到保证。由于编者水平有限,错漏之处在所难免,恳请广大读者批评指正。

编者

2024 年 11 月

缩略语	英文全称	中文全称
RNI	recommended nutrient intake	推荐摄入量
AI	adequate intake	适宜摄入量
UL	tolerable upper intake level	可耐受最高摄入量
PI-NCD	proposed intakes for preventing non-communicable chronic diseases	预防非传染性慢性疾病的建议摄入量
BMI	body mass index	体质指数
SBP	systolic blood pressure	收缩压
DBP	diastolic blood pressure	舒张压
TC	total cholesterol	总胆固醇
TG	triglyceride	甘油三酯
DM	diabetes mellitus	糖尿病
FBG	fasting blood glucose	空腹血糖
HDL-C	high-density lipoprotein cholesterol	高密度脂蛋白胆固醇
LDL-C	low-density lipoprotein cholesterol	低密度脂蛋白胆固醇
WHO	World Health Organization	世界卫生组织
Hb	hemoglobin	血红蛋白
EER	estimated energy requirement	能量需要量
EAR	estimated average requirement	平均需要量
ATP	adenosine triphosphate	腺苷三磷酸
ADP	adenosine diphosphate	腺苷二磷酸

目　录

第一部分　绪论 ··· 1

第一章　背景和意义 ··· 1

第二章　数据来源 ··· 3

一、调查目的 ··· 3

二、对象和内容 ··· 3

三、质量控制和评价 ··· 6

四、数据清理和分析 ··· 8

第三章　人口学特征 ·· 12

一、性别和年龄 ·· 12

二、父母及看护人文化程度 ·· 13

三、父母民族和职业分布 ·· 14

四、家庭人均年收入分布 ·· 15

第二部分　膳食营养与生活方式 ·································· 17

第四章　食物和营养素摄入 ·· 17

一、样本情况 ·· 17

二、食物摄入情况 ·· 18

三、能量和主要营养素摄入情况 ······································ 27

四、小结 ·· 33

第五章　身体活动 ··· 34

一、定义 ·· 34

二、样本情况 ·· 35

三、身体活动情况 ·· 35

四、小结 ·· 47

第六章　被动吸烟、饮酒 ·· 48

一、定义 ··· 48

二、样本情况 ·· 48

三、被动吸烟、饮酒情况 ·· 49

四、小结 ·· 54

第七章　常见健康行为问题 ······························· 55

一、定义 ·· 55

二、样本情况 ·· 56

三、调查结果 ·· 59

四、小结 ·· 80

第三部分　健康状况 ··· 81

第八章　体格和营养状况 ····································· 81

一、定义 ·· 81

二、样本情况 ·· 82

三、体格发育状况 ·· 82

四、营养不良状况 ·· 87

五、小结 ·· 90

第九章　贫血 ·· 91

一、定义 ·· 91

二、样本情况 ·· 91

三、铁蛋白、转铁蛋白受体、血红蛋白水平 ············ 92

四、小结 ·· 97

第十章　主要营养素和微量元素营养健康状况 ······ 98

一、定义 ·· 98

二、样本情况 ·· 99

三、维生素 A 和维生素 D 营养状况 ······················· 99

四、锌和碘营养状况 ··· 105

五、小结 ·· 109

第十一章　超重、肥胖 ··· 111

一、定义 ·· 111

二、样本情况 ·· 111

三、身高、体重、体重指数和腰围情况 ···················· 111

四、超重···113

五、肥胖···114

六、中心性肥胖···115

七、小结···116

第十二章　血压水平和血压偏高情况·············117

一、定义···117

二、样本情况···117

三、平均血压水平···117

四、血压正常高值和血压偏高状况·······················120

五、血压测量行为···122

六、小结···123

第十三章　血脂水平和血脂异常情况·············124

一、定义···124

二、样本情况···125

三、血脂水平···125

四、血脂异常患病情况···130

五、小结···139

第十四章　血糖水平和糖尿病患病情况·········140

一、定义···140

二、样本情况···140

三、空腹血糖水平和糖尿病患病情况···················141

四、糖尿病测量···144

五、小结···144

第十五章　血尿酸水平和血尿酸偏高情况·····145

一、定义···145

二、样本情况···145

三、血尿酸水平和高尿酸血症患病情况···············146

四、小结···148

第四部分　结论和建议······························149

第十六章　主要发现和政策建议··················149

一、主要发现···149

二、政策建议 ·· 151

第十七章　膳食指导 ··· 154

一、儿童青少年的膳食指导原则 ··· 154

二、广东地区儿童青少年的膳食建议 ······································ 157

三、广东省 6~17 岁儿童膳食建议 ·· 161

参考文献 ··· 166

附　录 ··· 169

附录一　2016—2017 年广东省儿童乳母营养健康调查抽样流程 ······· 169

附录二　调查内容及质量控制方案 ··· 170

一、不同调查对象及调查内容 ··· 170

二、询问调查和膳食调查质量控制方法 ································ 171

附录三　医学体检方法及质量控制方案 ·· 173

一、医学体检方法 ··· 173

二、医学体检质量控制方法 ·· 176

附录四　实验室检测方法及质量控制方案 ····································· 178

一、实验室检测方法 ··· 178

二、实验室检测的质量控制 ·· 183

附录五　膳食调查相关结果 ·· 186

附录六　各调查点情况 ·· 214

附录七　参加调查工作人员名单 ·· 224

第一部分

绪　论

第一章　背景和意义

随着经济社会的不断发展,儿童青少年的健康问题越发受到关注。儿童青少年时期的许多疾病与成年期高血压、心脑血管疾病等一系列慢性非传染性疾病的发生发展有关。《"健康中国 2030"规划纲要》提出要"加强学生近视、肥胖等常见病防治"。《健康中国行动(2019—2030 年)》对中小学生肥胖、近视等健康问题也提出了综合防治的目标和措施。

6~17 岁是儿童青少年行为和生活方式形成的重要时期。近年来我国儿童青少年的膳食营养和健康状况明显改善,但膳食结构不合理、营养不良、营养相关慢性病并存等问题依然严峻,如超重肥胖的检出率持续性上升、身体素质发育不均衡及代谢性疾病患病风险增高等将成为影响国民素质和社会经济发展的严重公共卫生问题。大量研究表明,儿童青少年时期的身体活动及生活行为习惯会延续至成年时期,并对成年时期的健康水平产生影响。由此可见,儿童青少年时期养成良好的行为习惯,保持健康的体质和正常的体重尤为重要。

当前,肥胖已经成为危害中国居民健康的严重公共卫生问题,据 2022 年《中国居民肥胖防治专家共识》预测,至 2030 年,中国学龄儿童及青少年(7~17岁)超重或肥胖率将达到 31.8%,且未来还将持续增加。儿童肥胖和高血压可持续至成年期,发展为心血管病,使心血管事件发生年龄提前。尽管在儿童青少年期罕见动脉粥样硬化性心血管疾病事件发生,但位于其事件链早期的生物学危险因素(超重肥胖、高血压、高胆固醇血症、高血糖、高尿酸等)和不健康的生活行为方式(使用烟草、饮食不健康、少活动)等,正在我国儿童青少年中流行并于近 10 年呈现加速上升态势。如不采取有效的防控措施,动脉粥样硬化性心血管疾病发生发展链条中的"结构损害→功能损害→结构和功能并损→心脑血管疾病"的亚临床损害、发病、伤残甚至早死等硬性结局事件可能将越来越多地、过早地在儿童青少年期发生。《健康广东行动(2019—2030 年)》提出"实施中小学健康促进行动"。儿童青少年时期的不良行为和环境危险因素是造成他们日后发生慢性病和其他主要健康问题的影响因素。目前缺乏儿童青少年慢性病和其他健康问题的监测资料,亟待通过监测掌握儿童青少年慢性病和其他主要健康问题的相关信息。

定期对 6~17 岁儿童青少年开展营养健康监测可以及时了解儿童和青少年的营养健康状况,发现他们在营养和健康方面存在的主要问题,为政府制定全人群的健康相关政策提供科学依据。

(彭接文)

第二章　数据来源

　　6~17 岁是儿童青少年行为和生活方式形成的重要时期,为掌握儿童青少年的营养健康状况及其变化,我国于 2016—2017 年开展了中国儿童与乳母营养健康监测工作。本次数据来源于"2016—2017 年广东省儿童与乳母营养健康监测"项目,是"2016—2017 年中国儿童乳母营养健康监测"的组成部分。与往年的监测不同,此次监测具有省级代表性。

一、调查目的

　　1. 分析广东省 6~17 岁儿童青少年食物的摄入量、膳食结构和营养素的摄入量及三者的变化。
　　2. 了解广东省 6~17 岁儿童青少年营养不良、营养素缺乏的状况及两者的变化。
　　3. 掌握广东省 6~17 岁儿童青少年超重肥胖、高血压、血脂异常、糖尿病等主要与营养相关的慢性病的患病率、知晓率和治疗率的现状及三者的变化。
　　4. 探索广东省 6~17 岁儿童青少年的行为生活方式与慢性病的关系,了解广东省 6~17 岁儿童青少年慢性病的危险因素,从而提出相应的对策和建议。

二、对象和内容

(一)抽样原则

　　采用多阶段整群分层随机抽样方法抽取调查点。广东省共抽中 13 个调查点,包括 1 个大城市点、8 个中小城市点、4 个农村点。大城市点为深圳市罗湖区;中小城市点为广州市番禺区、珠海市斗门区、江门市台山市、清远市英德市、云浮市罗定市、韶关市南雄市、佛山市禅城区、肇庆市端州区;农村点为韶关市翁源县、惠州市博罗县、河源市和平县、阳江市阳东区。对 6~14 岁儿童青少年,从每个调查点(市／区／县)抽取 2 个乡镇／街道后,每个乡镇／街道各抽取 1 所小学和 1 所初中,在第一个乡镇／街道的小学和初中抽取一年级、二年级、三年级和初中一年级,在第二个乡镇的小学和初中抽取四年级、五年级、六年级和初中二年级,在抽取的学校和年级中分别随机抽取一个班,在抽中的班级中分别随机抽取 28 名学生完成调查(男女各半,20 名做非膳食调查,8 名做膳食调查)。对 15~17 岁的儿童青少年,从每个县区监测点抽取 1 所高中,在抽中的学校中从高中一年级和高中二年级分别随机抽取 1 个班,在抽中的班级中随机抽取 28 名学生完成调查(男女各半,20 名做非膳食调查,8 名做膳食调查)。当所抽中班级人数不能达到 28 名学生时,可以在同一个年级抽取 2 个班级进行调查。

（二）调查对象

本报告基于 2016—2017 年广东省儿童青少年膳食营养与健康状况调查,涵盖 6~11 岁儿童和 12~17 岁青少年。6~11 岁儿童需监护人签署知情同意书,12~17 岁青少年需监护人和本人共同签署后方可参与调查。

（三）调查内容

调查内容主要包括询问调查、医学体检、实验室检测和膳食调查四个部分。

1. 询问调查

由培训合格的调查员通过入户问卷形式开展面对面询问调查。问卷包括基本信息问卷和个人营养与健康问卷。家庭基本情况登记表包括家庭成员基本情况和调查对象一般情况(年龄、民族、婚姻状况、受教育程度等),调查对象为所有家庭成员。个人健康状况问卷包括主要慢性疾病的现患调查及家族疾病史、口腔、视力、吸烟、饮酒及伤害状况等。身体活动调查问卷主要包括身体活动、静态、睡眠以及晒太阳等活动的情况。

2. 医学体检

测量所有被调查的 6~17 岁儿童青少年的身高、体重、腰围和血压,并填写医学体检表。医学体检由经过培训考核合格的调查员采用标准方法和统一设备集中进行。

（1）身高：以厘米（cm）为单位，使用同一身高坐高计进行测量，精确度为0.1cm。

（2）体重：以千克（kg）为单位，使用同一电子体重计进行测量，精确度为0.1kg。

（3）腰围：以厘米（cm）为单位，使用火炬形腰围尺进行测量，精确度为0.1cm。测量位置为腋中线肋弓下缘和髂嵴连线中点的水平位置。每人测量2次。

（4）血压：使用统一型号的电子血压计测量血压，精确度为1mmHg（1mmHg＝0.133kPa）。每人测量3次，每次测量完毕后，可让测量对象稍微活动手臂，静坐1min后再进行下一次测量。

3. 实验室检测

实验室检测分为样品采集和样品测定两个部分。

（1）样品采集：采集所有被调查的6~17岁儿童青少年的晨起空腹静脉血6ml。均检测全血血红蛋白、维生素A、维生素D、血清铁蛋白、血清转铁蛋白受体、血清锌等反映营养状况的指标；血糖、血脂4项、尿酸等常规生化指标。收集所有被调查儿童青少年的随机尿8~10ml，检测尿中的碘。

（2）样品测定：维生素A采用高效液相色谱法，维生素D采用液相色谱串联质谱法，血清铁蛋白采用电化学发光法，血清转铁蛋白受体采用免疫比浊法，血清锌采用质谱法，血糖采用己糖激酶法，血清胆固醇采用酶比色法，血清甘油三酯采用酶比色法，血清高密度脂蛋白胆固醇采用直接法，尿酸采用尿酸氧化酶法。

4. 膳食调查

膳食调查的内容包括3天家庭食用油和调味品称重登记表和3天24小时膳食回顾询问表中的全部内容，调查对象为被抽中的6~17岁儿童青少年。

（1）走读生填写"膳食调查问卷（儿童、乳母、走读生）"，包括3天家庭食用油和调味品称重登记表、3天家庭用餐人次数登记表、3天24小时膳食回顾询问表。

（2）寄宿生填写"膳食调查问卷（寄宿生）"，同时，调查人员收集各3天学校食堂食用油和调味品称重登记表、3天学校食堂用餐人次登记表、3天24小时膳食回顾询问表的相关信息。

三、质量控制和评价

(一) 质量控制措施

制定统一的质量控制方案,保证调查质量。质量控制贯穿于调查前、调查中和调查后全过程,实行统一的调查方法。及时纠错,针对重要环节和因素制定相应的控制指标,发现指标超出控制范围时,及时纠正。具体质量控制措施如下。

1. 加强组织领导

为保证调查质量,做好质量控制,广东省疾病预防控制中心(以下简称省疾控中心)在广东省卫生健康委员会(以下简称省卫健委)的领导下成立了技术执行组和专家组,负责整体组织、协调、落实调查相关工作,从组织上确保调查方案的实施。

2. 成立质量控制小组

成立省级质量控制工作组,按照国家技术方案负责制订本省质控计划,组织省内各监测点调查人员的培训和考核,组织监测点抽样;第 1 个现场启动时,组织其他监测点进行观摩和学习;现场调查阶段对所有监测点开展现场督导和质量控制。

3. 统一调查方法

为了保证调查质量,本次调查在监测过程中实行 4 个统一:统一方案、手册与问卷;统一培训与考核;统一检测方法与试剂、质控品;统一数据录入与清理。

4. 加强培训

国家项目组负责组织省级和监测点的技术骨干培训,建立国家实验室质控系统,负责各监测点现场实验室监控。对调查设备、实验室检测方法、试剂与质控品提出技术要求;对每个省第 1 个启动现场调查工作的监测点进行技术指导和质量控制;对其余监测点的现场工作进行随机抽查和督导。

(二) 质量控制评价

对现场调查、实验室检测、数据录入和分析等各个过程的质量控制记录表和其他质量控制结果进行分析,评价标准如下。

1. 询问调查质量控制

现场调查的质量控制分为省级和县区级两部分。调查点每完成1份问卷,要求调查员及时进行核对,检查是否有缺漏项、错项和逻辑矛盾,并及时纠正。要求调查员在调查对象离开调查点前及时复查、审核并完成调查表。省级督导员抽取10%的问卷进行核查。最后由省级质控队员完成所有问卷的质量检查工作,并整理其中漏项、逻辑错误及填写不清的问卷。

2. 医学体检质量控制

省级工作组对部分测量进行复核,结果以省级质控员测量结果为标准。将现场调查员的测量结果与质控员的测量结果作比较,进行医学体检质量控制评价。

3. 实验室检测质量控制

血红蛋白和血糖由各调查点实验室负责检测,血脂由省疾控中心统一检测。使用分光光度计检测血糖和血红蛋白、全自动生化检测仪检测血脂。各调查点所使用的试剂均由省疾控中心实验室统一提供。各调查点分别对发出的考核样品进行测定,测定3次以上,计算得到平均值后上报国家实验室。国家实验室收到各调查点上报的数据后,用偏离指数 DI 进行评分。规定的偏离尺度为靶值的5%,即 DI 为1.0。考核标准为:$DI \leq 0.5$ 为优秀,$0.5 < DI \leq 1.0$ 为良好,$1.0 < DI \leq 1.6$ 为及格(达标),$DI > 1.6$ 为不及格。

在初次拿到质控玻片和规定型号的血红蛋白仪时,将质控玻片在其所针对设备上连续测量5次,取平均值,则此平均值为此质控玻片针对本设备的数值。将此测定值通过平板电脑的客户端上报至信息采集与管理系统。

(1)血红蛋白:血红蛋白测定过程中,每隔30~50个样本做1次质控,将此值记录在附件中,当天将此测定值通过平板电脑的客户端上报至信息采集与管理系统。

(2)血糖:每测定10个样品做1个样品的双样测定,每测定50个样品做1套质控系列样品,包括定值葡萄糖液、冻干粉质控血清、盲样。质控系列样品做双样测定,不合格则停止检测,结果达标才可进行检测。

(3)血脂:血脂由省疾控中心用规定的全自动生化检测仪统一检测。为保证试验结果准确,每 50 个血样做 1 次质控,质控不合格则停止检测,直到质控合格为止。

四、数据清理和分析

(一) 数据清理

数据采用统一编制的"儿童青少年和乳母慢性病与营养监测系统"进行录入。数据文件为 Excel 格式,由省级数据管理人员统一转换为 SAS 格式后使用 SAS 统计软件进行数据清理。数据清理工作组由省级数据管理员、省级数据清理小组、监测点问卷核查小组组成。数据清理一般原则如下。

1. 数据格式标准化

统一不同数据库中相同变量的属性、表现形式。

2. 处理不完整数据(即缺失值)

对缺失比例在 20% 以内的变量或指标进行填补,分类变量采用众数填补法进行填补,连续性数字变量则采用条件均值填补法(conditional mean imputation)进行填补;缺失比例在 30% 以上则考虑舍弃该指标或该变量。

3. 极端值的检测和处理

采用统计方法,如偏差分析。使用简单的规则库(常识规则、业务具体规则等)检查数据值,或使用不同属性之间的约束、外部数据用于检测和清除数据,找出可能出现的误差、异常值或不符合分布或回归方程的值。

4. 检查和消除重复记录

根据两个或多个关键变量,识别重复记录,返回监测点经问卷核查小组核查原始问卷后,剔除重复数据。

5. 数据一致性

依据双变量或多变量之间的逻辑关系判定数据是否有误,如有误,则返回监测点经问卷核查小组核查原始问卷,并及时更新数据。

（二）数据分析

主要采用描述分析,以性别、年龄和城乡分层描述广东省6~17岁儿童青少年的膳食结构、营养素摄入、生活行为方式(身体活动、吸烟、饮酒、就餐行为)、常见健康问题(近视、哮喘、伤害)、营养性疾病(营养不足、贫血、超重或肥胖)、主要营养素和微量元素(维生素 A、维生素 D、锌、碘)营养健康状况、主要慢性疾病(高血压、高血脂、糖尿病、高尿酸血症)等现状。为了使调查结果比较真实地反映广东省的实际情况,分析采用抽样加权和事后分层加权的方法处理样本,让每个样本代表个体亚组的若干人。抽样加权的算法主要依据各阶段抽样方法,样本个体的最终权重为复杂抽样权重和事后分层权重的乘积。

1. 权重计算

使用 2010 年国家统计局公布的人口数据,对均值(数值变量)和率(分类变量)都进行复杂抽样加权处理。

（1）抽样权重:由于本次调查采用了不等概率抽样,因此需要根据抽样设计对样本进行抽样加权,按照本次调查的抽样设计,样本个体(用 i 表示某样本个体)各阶段抽样如下。

1）第 1 阶段:城市抽取 9 个区/县为调查点,普通农村抽取 4 个区/县作为调查点,Wsi_1 为城市样本调查点的抽样权重,Wsi_2 为农村样本调查点的抽样权重,其计算公式如下。

$$城市：Wsi_1 = \frac{所在省城区数和县级市数}{样本个体所在省城区数和县级市数}$$

$$农村：Wsi_2 = \frac{所在省农村区数和县数}{样本个体所在省样本区数和县数}$$

2）第 2 阶段:每个区/县采用按容量比例概率抽样法(proportionate to population size,PPS)抽取 2 个乡镇/街道,Wsi_3 为样本乡镇/街道的抽样权重。

$$Wsi_3 = \frac{样本个体所在区/县儿童青少年人口数}{2×样本个体所在乡镇/街道儿童青少年人口数}$$

3）第 3 阶段:每个乡镇/街道随机抽取 1 所小学和 1 所初中,Wsi_4 为学校的抽样权重。

$$Wsi_4 = \frac{所在乡镇/街道总学校间数}{所在乡镇/街道调查学校间数}$$

4）第 4 阶段：在抽中的学校中从各年级分别随机抽 1 个班，Wsi_5 为班级的抽样权重。

$$Wsi_5 = \frac{样本个体所在学校班级总数}{样本个体所在学校调查班级数}$$

5）第 5 阶段：在抽中的班级中分别随机抽取 28 名学生为调查对象，男女各半。Wsi 为个体 i 的抽样权重。

$$Wsi = Wsi_1 \times Wsi_2 \times Wsi_3 \times Wsi_4 \times Wsi_5$$

（2）分层权重：为了调整由于抽样造成的某些重要指标在样本与总体分布上的偏差，需要进行事后分层调整。调整的方法是通过赋予每一样本个体事后分层权重，使这些指标按照权重计算的样本分布与总体分布一致。事后分层加权总体为 2010 年广东省常住人口，资料来源于国家统计局，样本为经过抽样加权调整后的人口样本，按照年龄、性别和地区进行事后加权。

分层指标的选择：根据本次调查产出的需要，同时考虑分层过细导致的最小分层样本量不足的问题，需选择主要指标进行分层。由这些指标相互交叉得到最细的分层为最小分层，最小分层共计 40 层，具体见表 2-1。

表 2-1　分层指标及层数

分层指标	层数	分层标准
性别	2	男生、女生
年级	10	一至六年级,初一、初二、高一、高二
地区	2	城市、农村

事后分层权重 Wpk 的计算方法如下。

$$Wpk = \frac{总体在 k 层的人口数}{样本在 k 层的权重之和}$$

（3）个体最终权重 $Wfinali$ 为抽样权重 Wsi 和事后分层权重 Wpk 的乘积。

$$Wfinali = Wsi \times Wpk$$

2. 统计分析

应用规定的统计软件进行统计分析。本次统计分析均考虑复杂抽样调查的样本权重，计算所研究变量的标化后均值（如食物消费量、血红蛋白值等）和标化率（如患病率、吸烟率、饮酒率等）。身高、体重、腰围、血压等连续性变量采用 Proc surveymeans 进行分析，肥胖率、血压偏高率、血脂异常率等分类变量采用 Proc surveyfreq 进行分析。膳食结构分析方面,主要基于 3 天 24 小时膳食回顾询问表获取的数据,统计分析不同地区、性别和年龄儿童青少年的食物摄入量。根据食物成分表计算每人 3 天的能量及各种营养素的摄入量,再根据进餐成员的年龄、性别、生理状况和劳动强度等信息折算成"标准人",标准人为体重60kg 成年男子,从事轻体力活动者,能量需要量为 2 250kcal(1kcal=4 184kJ)。计算谷类、薯类、豆类、蔬菜、腌菜、水果、禽畜肉、奶及奶制品、蛋类、鱼虾类、食用油等大类食物的消费量和每标准人日消费量。

3. 局限性

本次监测虽然采取了严格的质量控制措施,但由于广东省人口流动(如人户分离、临时外出、流动人口)频繁导致调查对象置换造成的选择偏倚、调查员素质和询问测量习惯不一样造成的系统误差,以及调查对象的回忆偏倚,所有这些偏倚可能对样本的代表性和调查结果产生一定的影响。总体来看,身高、体重、血压、血脂、血糖等检查结果比较准确客观,但家庭收入、身体活动和食物摄入量的估算受调查对象的主观影响较大,虽然通过统一调查方法、加强调查员培训与调查过程的质控可减少偏倚,但仍难以消除。膳食调查过程中,3 天24 小时膳食回顾询问表只是选择了一个季节进行,因此 3 天 24 小时回顾调查中可能存在调查季节的偏倚;由于 1 个人 24 小时摄入的食物种类非常多,涉及主食、零食、水果、饮料和酒等,因此还可能存在回忆偏倚。

(陈少威)

第三章　人口学特征

2016—2017年广东省儿童与乳母营养健康监测调查共选取13个区/县调查点,计划抽取3 640名6~17岁儿童青少年,实际调查3 644名,不同地区、性别和年龄的实际调查人数详见表3-1。

一、性别和年龄

在3 644名6~17岁儿童青少年调查对象中,城市2 529人(69.4%),农村1 115人(30.6%);男生1 836人(50.4%),女生1 808人(49.6%);6~8岁、9~11岁、12~14岁和15~17岁人群各占25.1%、29.8%、25.0%和20.1%。城乡分性别和年龄组人群构成情况详见表3-1。

表3-1　调查样本人群的性别、年龄、城乡分布

性别	年龄/岁	城市		农村		合计	
		调查人数	构成比/%	调查人数	构成比/%	调查人数	构成比/%
男	6~8	320	8.8	143	3.9	463	12.7
	9~11	387	10.6	161	4.4	548	15.0
	12~14	320	8.8	141	3.9	461	12.7
	15~17	250	6.9	114	3.1	364	10.0
	小计	1 277	35.1	559	15.3	1 836	50.4
女	6~8	311	8.5	143	3.9	454	12.4
	9~11	376	10.3	162	4.5	538	14.8
	12~14	307	8.4	141	3.9	448	12.3
	15~17	258	7.1	110	3.0	368	10.1
	小计	1 252	34.3	556	15.3	1 808	49.6

性别	年龄/岁	城市		农村		合计	
		调查人数	构成比/%	调查人数	构成比/%	调查人数	构成比/%
合计	6~8	631	17.3	286	7.8	917	25.1
	9~11	763	20.9	323	8.9	1 086	29.8
	12~14	627	17.2	282	7.8	909	25.0
	15~17	508	14.0	224	6.1	732	20.1
	小计	2 529	69.4	1 115	30.6	3 644	100.0

二、父母及看护人文化程度

在 3 644 名调查对象中,父亲文化程度的有效样本为 3 632 人,母亲文化程度的有效样本为 3 609 人,问卷有效率分别为 99.7% 和 99.0%。

调查对象父亲文化程度为小学及以下、初中、高中/中专、大学及以上文化程度所占比例分别是 14.6%、44.7%、23.3% 和 17.4%。在城市 2 522 名调查对象中,50.6% 调查对象的父亲文化程度为高中及以上学历;而在农村 1 110 名调查对象中,仅 18.3% 的父亲文化程度为高中及以上学历。调查对象母亲文化程度为小学及以下、初中、高中/中专、大学及以上文化程度所占比例分别是 21.1%、44.1%、19.2% 和 15.6%。在城市 2 509 名调查对象中,44.0% 的母亲文化程度为高中及以上学历;而在农村 1 100 名调查对象中,仅 14.0% 的母亲文化程度为高中及以上学历。城乡不同性别人群文化程度构成详见表 3-2。

表 3-2　广东省 6~17 岁儿童青少年父母及看护人文化程度分布

文化程度		城市		农村		合计	
		调查人数	构成比/%	调查人数	构成比/%	调查人数	构成比/%
父亲	小学及以下	282	11.2	248	22.3	530	14.6
	初中	965	38.2	659	59.4	1 624	44.7
	高中/中专	683	27.1	162	14.6	845	23.3
	大学及以上	592	23.5	41	3.7	633	17.4
	合计	2 522	100.0	1 110	100.0	3 632	100.0

文化程度		城市		农村		合计	
		调查人数	构成比/%	调查人数	构成比/%	调查人数	构成比/%
母亲	小学及以下	433	17.2	329	29.9	762	21.1
	初中	973	38.8	617	56.1	1 590	44.1
	高中/中专	577	23.0	117	10.6	694	19.2
	大学及以上	526	21.0	37	3.4	563	15.6
	合计	2 509	100.0	1 100	100.0	3 609	100.0
看护人	小学及以下	281	57.5	216	67.3	497	61.3
	初中	112	22.9	65	20.2	177	21.9
	高中/中专	64	13.1	33	10.3	97	12.0
	大学及以上	32	6.5	7	2.2	39	4.8
	合计	489	100.0	321	100.0	810	100.0

三、父母民族和职业分布

在 3 644 名调查对象中,父亲民族的有效样本为 3 568 人,母亲民族的有效样本为 3 496 人,问卷有效率分别为 97.9%、95.9%,其中父亲民族为汉族占 98.0%,母亲民族为汉族占 96.7%。

在职业方面,父亲职业的有效样本为 3 632 人,母亲职业的有效样本为 3 607 人,问卷有效率分别为 99.7%、99.0%。在父亲职业方面,农林牧渔和生产运输、国家机关/事业单位/专技、商业服务人员、军人/未就业/家务/离退休、其他各占 17.8%、17.5%、24.2%、10.5%、30.0%。在母亲职业方面,农林牧渔和生产运输、国家机关/事业单位/专技、商业服务人员、军人/未就业/家务/离退休、其他各占 12.2%、13.1%、24.6%、14.0%、36.1%。详见表 3-3。

表 3-3 广东省 6~17 岁儿童青少年父母民族、职业分布

人口特征		城市		农村		合计	
		调查人数	构成比/%	调查人数	构成比/%	调查人数	构成比/%
父亲民族	汉族	2 472	98.0	1 096	98.6	3 568	98.2
	其他	51	2.0	16	1.4	67	1.8

人口特征		城市		农村		合计	
		调查人数	构成比/%	调查人数	构成比/%	调查人数	构成比/%
母亲民族	汉族	2 427	96.7	1 069	97.0	3 496	96.8
	其他	82	3.3	33	3.0	115	3.2
父亲职业	农林牧渔和生产运输	348	13.8	299	26.9	647	17.8
	国家机关/事业单位/专技	546	21.6	89	8.0	635	17.5
	商业服务人员	683	27.1	194	17.5	877	24.2
	军人/未就业/家务/离退休	236	9.4	146	13.2	382	10.5
	其他	709	28.1	382	34.4	1 091	30.0
母亲职业	农林牧渔和生产运输	233	9.3	209	19.0	442	12.2
	国家机关/事业单位/专技	409	16.3	63	5.7	472	13.1
	商业服务人员	685	27.3	203	18.5	888	24.6
	军人/未就业/家务/离退休	352	14.0	152	13.8	504	14.0
	其他	829	33.1	472	43.0	1 301	36.1

四、家庭人均年收入分布

实际回收调查问卷 3 641 份,问卷有效率为 99.9%。其中家庭人均年收入应答情况为应答、拒绝回答、不清楚的比例分别为 15.1%、11.5% 和 73.4%。家庭人均年收入的有效样本为 550 人,有效率为 15.1%。在 550 名调查对象中,家庭人均年收入在 0~9 999 元、10 000~39 999 元、40 000~69 999 元、70 000~99 999、100 000 元及以上的比例分别占 20.4%、15.3%、20.9%、22.9%、20.5%,其中城市家庭人均年收入在 10 000 元以下所占比例为 18.6%,农村该比例为 26.2%。详见表 3-4 和表 3-5。

表 3-4　广东省 6~17 岁儿童青少年家庭收入应答情况

应答情况	城市		农村		合计	
	调查人数	构成比/%	调查人数	构成比/%	调查人数	构成比/%
应答	424	16.8	126	11.3	550	15.1
拒绝回答	372	14.7	48	4.3	420	11.5
不清楚	1 731	68.5	940	84.4	2 671	73.4
合计	2 527	100.0	1 114	100.0	3 641	100.0

表 3-5　广东省 6~17 岁儿童青少年家庭年收入水平

家庭年收入 / 元	城市		农村		合计	
	调查人数	构成比 /%	调查人数	构成比 /%	调查人数	构成比 /%
0~9 999	79	18.6	33	26.2	112	20.4
10 000~39 999	49	11.6	35	27.8	84	15.3
40 000~69 999	84	19.8	31	24.6	115	20.9
70 000~99 999	105	24.8	21	16.7	126	22.9
≥100 000	107	25.2	6	4.7	113	20.5
合计	424	100.0	126	100.0	550	100.0

（蒋　琦　纪桂元）

第 2 部分

膳食营养与生活方式

第四章　食物和营养素摄入

一、样本情况

参加膳食调查的人数为 3 569 人,有效率为 98.0%,其中城市 2 486 人(男生 1 255 人,女生 1 231 人),约占样本量的 69.7%;农村 1 083 人(男生 545 人,女生 538 人),约占样本量的 30.3%;6~8 岁、9~11 岁、12~14 岁、15~17 岁人群分别有 903 人、1 071 人、901 人、694 人,具体见表4-1。

表 4-1　广东省 6~17 岁儿童青少年膳食调查对象基本情况

分组	城市		农村		合计	
	调查人数	构成比 /%	调查人数	构成比 /%	调查人数	构成比 /%
性别						
男	1 255	50.5	545	50.3	1 800	50.4
女	1 231	49.5	538	49.7	1 769	49.6
年龄 / 岁						
6~8	622	25.0	281	25.9	903	25.3
9~11	758	30.5	313	28.9	1 071	30.0
12~14	626	25.2	275	25.4	901	25.3
15~17	480	19.3	214	19.8	694	19.4

二、食物摄入情况

(一)粮谷类、薯类和豆类

1. 粮谷类

被调查的 6~17 岁儿童青少年平均每标准人日粮谷类食物摄入量为 276.2g,其中米及其制品 229.6g、面及其制品 45.3g、其他谷类 1.3g。男生 (293.5g)粮谷类食物摄入量高于女生(255.9g)(表 4-2)。与《中国居民膳食指南(2022)》(以下简称"膳食指南")推荐量(200~300g)比较,6~17 岁儿童青少年平均每标准人日谷类(粮谷类)在推荐范围内的人数占 26.2%,城市达到标准人日摄入量的比例(29.1%)高于农村(24.8%),男生达到标准人日摄入量的比例(27.3%)高于女生(25.0%)(表 4-3)。不同地区、年龄、性别儿童青少年粮谷类摄入量见附表 5-1~ 附表 5-7,摄入量分布见附表 5-8~ 附表 5-12。

表 4-2　广东省不同地区、性别 6~17 岁儿童青少年每标准人日各类食物摄入量

食物种类 /g	地区		性别		合计 /g
	城市 /g	农村 /g	男生 /g	女生 /g	
粮谷类					
米及其制品	170.0	260.5	249.3	206.3	229.6
面及其制品	50.9	42.5	42.9	48.2	45.3
其他谷类	2.5	0.7	1.3	1.4	1.3
薯类	17.9	13.2	14.0	15.7	14.8
淀粉及其制品	2.9	3.9	3.5	3.7	3.6
豆类					
杂豆及其制品	1.9	3.0	2.3	3.1	2.7
大豆及其制品	11.7	18.8	17.6	15.0	16.4
蔬菜					
深色蔬菜	91.4	68.7	80.2	72.1	76.5
浅色蔬菜	108.4	127.1	117.9	124.0	120.7
腌菜	0.8	4.9	2.7	4.5	3.5
水果	60.7	45.3	51.3	49.7	50.6

食物种类 /g	地区		性别		合计 /g
	城市 /g	农村 /g	男生 /g	女生 /g	
禽畜肉类					
猪肉	85.0	77.5	86.2	72.8	80.1
猪肉内脏	2.2	0.5	1.1	1.1	1.1
猪肉制品	8.3	8.6	8.8	8.1	8.5
其他畜肉	13.7	7.5	11.7	7.2	9.6
其他畜肉内脏	0.2	0.1	0.1	0.2	0.2
其他畜肉制品	0.0	0.0	0.0	0.0	0.0
禽肉	49.8	55.5	59.7	46.2	53.6
禽肉内脏	0.3	0.4	0.2	0.4	0.3
禽肉制品	3.7	0.6	1.9	1.4	1.7
蛋类	34.5	33.7	36.5	30.9	34.0
水产类					
淡水鱼	17.2	11.5	13.6	13.3	13.4
海鱼	8.4	6.9	7.1	7.7	7.4
其他水产品	7.6	2.9	4.9	4.0	4.5
奶及奶制品	91.0	63.2	75.7	69.2	72.7
坚果	2.2	2.4	2.0	2.7	2.4
小吃甜品					
小吃	2.3	2.9	2.5	2.9	2.7
蛋糕、糕点	5.7	4.0	4.3	5.0	4.6
速食食品					
快餐食品	7.6	8.1	8.7	7.0	7.9
方便食品	61.3	45.2	51.6	49.6	50.7
休闲食品	2.1	2.0	1.7	2.5	2.1
糖果、蜜饯	6.9	6.3	5.8	7.3	6.5
饮料	26.7	29.5	33.8	22.3	28.6
酒精	0.2	0.8	0.6	0.6	0.6
食用油					
植物油	12.0	14.8	13.6	14.2	13.9
动物油	0.0	0.1	0.1	0.0	0.1
食用盐	4.5	5.1	4.8	5.0	4.9
鸡精 / 味精	0.5	1.3	1.0	1.1	1.0
酱及酱油	6.0	10.8	9.2	9.0	9.1

表 4-3　广东省儿童青少年每标准人日食物摄入与中国居民膳食宝塔推荐量比较

各类食物摄入量 /g	地区占比		性别占比		合计 /%
	城市 /%	农村 /%	男生 /%	女生 /%	
谷物及其制品					
0~199	49.1	32.1	32.8	44.0	38.0
200~299	29.1	24.8	27.3	25.0	26.2
≥300	21.8	43.1	39.9	31.0	35.8
全谷物和杂豆					
0~49	97.7	97.2	97.8	97.0	97.5
50~149	2.0	2.6	1.9	2.8	2.3
≥150	0.3	0.2	0.3	0.2	0.2
薯类					
0~49	88.1	92.6	91.6	90.5	91.0
50~99	6.7	3.3	4.3	4.6	4.5
≥100	5.2	4.1	4.1	4.9	4.5
蔬菜					
0~299	79.5	82.5	82.4	80.4	81.5
300~499	17.5	13.9	14.0	16.5	15.1
≥500	3.0	3.6	3.6	3.1	3.4
水果					
0~199	89.9	92.7	91.7	91.8	91.7
200~350	6.8	5.1	5.6	5.8	5.7
≥350	3.3	2.2	2.7	2.4	2.6
动物性食物					
0~119	21.6	28.1	21.8	30.7	25.9
120~200	27.4	25.1	22.7	29.5	25.8
≥200	51.0	46.8	55.5	39.8	48.3
奶及奶制品					
0~299	91.6	93.9	92.0	94.4	93.1
300~499	5.8	4.2	5.2	4.1	4.7
≥500	2.6	1.9	2.8	1.5	2.2
大豆及坚果					
0~24	84.5	73.0	75.9	78.2	77.0
25~35	4.7	7.2	5.7	7.1	6.3
≥35	10.8	19.8	18.4	14.7	16.7

各类食物摄入量 /g	地区占比		性别占比		合计 /%
	城市 /%	农村 /%	男生 /%	女生 /%	
食用盐					
0~4	63.8	53.3	57.6	56.1	56.9
≥5	36.2	46.7	42.4	43.9	43.1
食用油					
0~24	79.5	72.1	75.1	74.2	74.6
25~29	2.8	18.7	12.9	13.6	13.3
≥30	17.7	9.2	12.0	12.2	12.1

2. 薯类

每标准人日薯类摄入量 14.8g,城市人群的薯类食物摄入量(17.9g)高于农村人群(13.2g),男生的薯类食物摄入量(14.0g)低于女生(15.7g)(表 4-2)。与膳食指南薯类(马铃薯、甘薯、木薯)推荐量(50~100g)比较,被调查的 6~17 岁儿童青少年平均每标准人日薯类摄入达到推荐量范围占 4.5%,未达到推荐量下限的比例为 91.0%。在不同性别中,男生未达到推荐量下限的比例(91.6%)稍高于女生(90.5%)。不同地区中,农村人群未达到推荐量下限的比例(92.6%)高于城市人群(88.1%)(表 4-3)。不同地区、年龄、性别儿童青少年薯类摄入量见附表 5-1~ 附表 5-7,摄入量分布见附表 5-8~ 附表 5-12。

3. 豆类

每标准人日豆类摄入量为 19.1g。杂豆及其制品的每标准人日摄入量为 2.7g,其中农村人群的杂豆及其制品摄入量(3.0g)高于城市人群(1.9g),女生的杂豆及其制品摄入量(3.1g)高于男生(2.3g)。大豆及其制品的每标准人日摄入量为 16.4g,其中农村人群的大豆及其制品摄入量(18.8g)高于城市人群(11.7g),男生的大豆及其制品摄入量(17.6g)高于女生(15.0g)(表 4-2)。与膳食指南全谷物和杂豆推荐量(50~150g)比较,6~17 岁儿童青少年平均每标准人日全谷物和杂豆摄入量达到膳食指南推荐量的人数占 2.3%,未达到推荐量下限的比例为 97.5%。不同地区中,城市人群未达到推荐量下限的比例(97.7%)稍高于农村人群(97.2%)。在不同性别中,男生未达到推荐量下限的比例(97.8%)稍高于女生(97.0%)(表 4-3)。不同地区、年龄、性别儿童青少年薯类摄入量见附表5-1~ 附表5-7,摄入量分布见附表5-8~ 附表5-12。

(二) 蔬菜、腌菜和水果

1. 蔬菜

每标准人日蔬菜摄入量为197.2g,其中深色蔬菜76.5g,浅色蔬菜120.7g。在深色蔬菜中,城市人群的每标准人日摄入量(91.4g)高于农村人群(68.7g),男生的每标准人日摄入量(80.2g)高于女生(72.1g)。在浅色蔬菜中,农村人群的每标准人日摄入量(127.1g)高于城市人群(108.4g),女生的每标准人日摄入量(124.0g)高于男生(117.9g)(表4-2)。与膳食指南推荐量(300~500g)比较,每标准人日蔬菜摄入量未达到推荐量下限(300g)的比例为81.5%。在不同性别中,男生未达到推荐量下限的比例(82.4%)高于女生(80.4%);不同地区中,农村人群未达到推荐量下限的比例(82.5%)高于城市人群(79.5%)(表4-3)。不同地区、年龄、性别儿童青少年蔬菜摄入量见附表5-1~ 附表5-7,摄入量分布见附表5-8~ 附表5-12。

2. 腌菜

每标准人日腌菜摄入量为3.5g,其农村人群的腌菜摄入量(4.9g)远高于城市人群(0.8g),女生的腌菜摄入量(4.5g)高于男生(2.7g)(表4-2)。不同地区、年龄、性别儿童青少年腌菜摄入量见附表5-1~ 附表5-7,摄入量分布见附表5-8~ 附表5-12。

3. 水果

每标准人日水果摄入量为50.6g,城市人群的每标准人日摄入量(60.7g)高于农村人群(45.3g),男生的每标准人日摄入量(51.3g)高于女生(49.7g)(表4-2)。与膳食指南推荐量(200~350g)比较,标准人日水果摄入量在膳食指南推荐量范围内的仅占5.7%。未达到膳食指南推荐量下限(200g)的比例为91.7%。在不同性别中,女生未达到推荐量下限的比例(91.8%)稍高于男生(91.7%);在不同地区中,农村人群未达到推荐量下限的比例(92.7%)高于城市人群(89.9%)(表4-3)。不同地区、年龄、性别儿童青少年水果摄入量见附表5-1~ 附表5-7,摄入量分布见附表5-8~ 附表5-12。

（三）畜禽肉类、蛋类及水产类

1. 畜禽肉类

每标准人日畜禽肉摄入量为 155.1g，其中猪肉 80.1g、猪肉内脏 1.1g、猪肉制品 8.5g、其他畜肉 9.6g、其他畜肉内脏 0.2g、禽肉 53.6g、禽肉内脏 0.3g、禽肉制品 1.7g。城市人群的猪肉摄入量（85.0g）高于农村人群（77.5g），男生的猪肉摄入量（86.2g）高于女生（72.8g）。城市人群的猪肉内脏摄入量（2.2g）高于农村人群（0.5g），男生和女生的猪肉内脏摄入量相当（1.1g）。在其他畜肉的摄入量方面，城市人群的每标准人日摄入量（13.7g）高于农村人群（7.5g），男生的每标准人日摄入量（11.7g）高于女生（7.2g）。在禽肉摄入量方面，农村人群的每标准人日摄入量（55.5g）高于城市人群（49.8g），男生的每标准人日摄入量（59.7g）高于女生（46.2g）。对于禽肉制品，城市人群的每标准人日摄入量（3.7g）高于农村人群（0.6g），男生的每标准人日摄入量（1.9g）高于女生（1.4g），详见表 4-2。不同地区、年龄、性别儿童青少年畜禽肉摄入量见附表 5-1~ 附表 5-7，摄入量分布见附表 5-8~ 附表 5-12。

2. 蛋类

每标准人日蛋类摄入量为 34.0g，男生的每标准人日摄入量（36.5g）高于女生（30.9g），城市人群的每标准人日摄入量（34.5g）略高于农村人群（33.7g）（表 4-2）。不同地区、年龄、性别儿童青少年蛋类摄入量见附表 5-1~ 附表 5-7，摄入量分布见附表 5-8~ 附表 5-12。

3. 水产类

每标准人日水产类摄入量为 25.3g。其中，淡水鱼的每标准人日摄入量为 13.4g，城市人群的每标准人日摄入量（17.2g）高于农村人群（11.5g），男生的每标准人日摄入量（13.6g）略高于女生（13.3g）；海鱼的每标准人日摄入量为 7.4g，城市人群的每标准人日摄入量（8.4g）高于农村人群（6.9g），女生的每标准人日摄入量（7.7g）略高于男生（7.1g）；其他水产品的每标准人日摄入量为 4.5g，城市人群的每标准人日摄入量（7.6g）明显高于农村人群（2.9g），男生的每标准人日摄入量（4.9g）高于女生（4.0g），详见表 4-2。不同地区、年龄、性别儿童青少年水产类摄入量见附表 5-1~ 附表 5-7，摄入量分布见附表 5-8~ 附表 5-12。

总的来说，每标准人日动物性食物（畜、禽、蛋、鱼）平均摄入量为214.4g，男生的每标准人日摄入量（231.8g）高于女生（193.3g），城市人群的每标准人日摄入量（230.9g）高于农村人群（205.7g）。与膳食指南动物性食物推荐量（120~200g）比较，6~17岁儿童青少年平均每标准人日动物性食物摄入量达到膳食指南推荐范围的占25.8%；低于推荐量下限的比例为25.9%；超过推荐量上限的比例为48.3%。男生超过推荐量上限的比例（55.5%）高于女生（39.8%）；城市人群超过推荐量上限的比例（51.0%）高于农村人群（46.8%）（表4-3）。

（四）奶及奶制品、大豆及其制品和坚果

1. 奶及奶制品

每标准人日奶及奶制品摄入量为72.7g，男生的每标准人日摄入量（75.7g）高于女生（69.2g），城市人群的每标准人日摄入量（91.0g）高于农村人群（63.2g）（表4-2）。与膳食指南奶及奶制品推荐量（300~500g）比较，6~17岁儿童青少年平均每标准人日奶类摄入量达到膳食指南推荐范围仅占4.7%，未达到推荐量下限（300g）的比例为93.1%。在不同性别中，女生未达到推荐量下限的比例（94.4%）高于男生（92.0%）；在不同地区中，农村人群未达到推荐量下限的比例（93.9%）高于城市人群（91.6 %）（表4-3）。不同地区、年龄、性别儿童青少年奶及奶制品摄入量见附表5-1~附表5-7，摄入量分布见附表5-8~附表5-12。

2. 大豆及其制品和坚果

每标准人日大豆及其制品摄入量16.4g，男生的每标准人日摄入量（17.6g）高于女生（15.0g），城市人群的每标准人日摄入量（11.7g）低于农村人群（18.8g）；每标准人日坚果摄入量2.4g，男生的每标准人日摄入量（2.0g）低于女生（2.7g），城市人群的每标准人日摄入量（2.2g）低于农村人群（2.4g）（表4-2）。与膳食指南大豆坚果推荐量（25~35g）比较，6~17岁儿童青少年平均每标准人日大豆、坚果摄入量达到膳食指南推荐范围占6.3%，未达到推荐量下限（25g）的比例为77.0%。在不同性别中，女生未达到推荐量下限的比例（78.2%）高于男生（75.9%）；在不同地区中，城市人群未达到推荐量下限的比例（84.5%）高于农村人群（73.0%）（表4-3）。不同地区、年龄、性别儿童青少年大豆和坚果摄入量见附表5-1~附表5-7，摄入量分布见附表5-8~附表5-12。

（五）其他食物

1. 小吃甜品

每标准人日小吃甜品的摄入量为7.3g。其中,小吃的每标准人日摄入量为2.7g,女生的每标准人日摄入量(2.9g)稍高于男生(2.5g),农村人群的每标准人日摄入量(2.9g)高于城市人群(2.3g)。蛋糕、糕点的每标准人日摄入量为4.6g,女生的每标准人日摄入量(5.0g)高于男生(4.3g),城市人群的每标准人日摄入量(5.7g)高于农村人群(4.0g)(表4-2)。不同地区、年龄、性别儿童青少年小吃甜品摄入量见附表5-1~附表5-7,摄入量分布见附表5-8~附表5-12。

2. 速食食品

每标准人日速食食品的摄入量为60.7g。其中,快餐食品的每标准人日摄入量为7.9g,男生的每标准人日摄入量(8.7g)高于女生(7.0g),农村人群的每标准人日摄入量(8.1g)高于城市人群(7.6g)。方便食品的每标准人日摄入量为50.7g,城市人群的每标准人日摄入量(61.3g)远高于农村人群(45.2g),男生的每标准人日摄入量(51.6g)高于女生(49.6g)。休闲食品的每标准人日摄入量为2.1g,女生的每标准人日摄入量(2.5g)高于男生(1.7g),城市人群的每标准人日摄入量(2.1g)稍高于(2.0g)农村人群(表4-2)。不同地区、年龄、性别儿童青少年速食食品摄入量见附表5-1~附表5-7,摄入量分布见附表5-8~附表5-12。

3. 糖果、蜜饯

每标准人日糖果、蜜饯的摄入量为6.5g。城市人群的每标准人日摄入量(6.9g)高于农村人群(6.3g),女生的每标准人日摄入量(7.3g)高于男生(5.8g)(表4-2)。不同地区、年龄、性别儿童青少年糖果、蜜饯摄入量见附表5-1~附表5-7,摄入量分布见附表5-8~附表5-12。

4. 饮料

每标准人日饮料的摄入量为28.6g,农村人群的每标准人日摄入量(29.5g)高于城市人群(26.7g),男生的每标准人日摄入量(33.8g)高于女生(22.3g)(表4-2)。不同地区、年龄、性别儿童青少年饮料摄入量见附表5-1~附表5-7,摄入量分布见附表5-8~附表5-12。

（六）调味品

1. 食用油

　　每标准人日食用油的摄入量为14.0g,其中植物油的摄入量为13.9g,动物油的摄入量为0.1g。对于植物油,农村人群的每标准人日摄入量（14.8g）高于城市人群（12.0g）,女生的每标准人日摄入量（14.2g）高于男生（13.6g）。对于动物油,城市人群的每标准人日摄入量（0.0g）和农村人群（0.1g）,男生的摄入量（0.1g）和女生的摄入量（0.0g）均无太大差别（表4-2）。和膳食指南推荐摄入量（25~30g）相比,6~17岁儿童青少年平均每标准人日食用油摄入量达到膳食指南荐量范围的占13.3%;未达到推荐量下限的比例占74.6%;超出推荐范围上限的占12.1%,其中城市人群超出推荐范围上限的比例（17.7%）远高于农村人群（9.2%）,女生超出推荐范围上限的比例（12.2%）稍高于男生（12.0%）（表4-3）。不同地区、年龄、性别儿童青少年食用油摄入量见附表5-1~附表5-7,摄入量分布见附表5-8~附表5-12。

2. 食用盐

　　每标准人日食用盐（仅为食盐用量,不包含酱油、鸡精等调味品中食用盐的用量）的摄入量为4.9g,其中,农村人群的每标准人日摄入量（5.1g）高于城市人群（4.5g）,女生的每标准人日摄入量（5.0g）高于男生（4.8g）（表4-2）。和膳食指南摄入量（<5g）相比,在推荐范围内的占56.9%;超出推荐量上限的占43.1%,其中农村人群（46.7%）高于城市人群（36.2%）,女生（43.9%）高于男生（42.4%）（表4-3）。不同地区、年龄、性别儿童青少年食用盐摄入量见附表5-1~附表5-7,摄入量分布见附表5-8~附表5-12。

3. 鸡精 / 味精

　　每标准人日鸡精 / 味精的摄入量为1.0g,女生的每标准人日摄入量（1.1g）稍高于男生（1.0g）,农村人群的每标准人日摄入量（1.3g）高于城市人群（0.5g）（表4-2）。不同地区、年龄、性别儿童青少年鸡精 / 味精摄入量见附表5-1~附表5-7,摄入量分布见附表5-8~附表5-12。

4. 酱及酱油

每标准人日酱及酱油的摄入量为 9.1g,男生的每标准人日摄入量(9.2g)稍高于女生(9.0g),农村人群的每标准人日摄入量(10.8g)高于城市人群(6.0g)(表 4-2)。不同地区、年龄、性别儿童青少年酱及酱油摄入量见附表 5-1~ 附表 5-7,摄入量分布见附表 5-8~ 附表 5-12。

三、能量和主要营养素摄入情况

1. 能量

每标准人日摄入能量为 2 093.2kcal,农村人群的每标准人日摄入能量(2 187.5kcal)高于城市人群(1 910.9kcal),男生的每标准人日摄入能量(2 201.5kcal)高于女生(1 964.8kcal)(表 4-4)。摄入能量占能量需要量(estimated energy requirement,EER)2 250kcal 的 93.0%,有 63.9% 儿童青少年达不到 EER 水平(表 4-5)。不同地区、年龄、性别儿童青少年能量摄入量见附表 5-13~ 附表 5-17,摄入量分布见附表 5-18~ 附表 5-22。

2. 蛋白质

每标准人日蛋白质摄入量为 78.4g,城市人群的每标准人日摄入量(78.9g)高于农村人群(78.2g),男生的每标准人日摄入量(83.1g)高于女生(72.9g)(表 4-4)。每标准人日蛋白质摄入量占蛋白质推荐摄入量(recommended nutrient intake,RNI)65.0g 的 120.6%,而与蛋白质平均需要量(estimated average requirement,EAR)比较,有 30.5% 儿童青少年的平均每日摄入量达不到 EAR 水平(表 4-5)。不同地区、年龄、性别儿童青少年蛋白质摄入量见附表 5-13~ 附表 5-17,摄入量分布见附表 5-18~ 附表 5-22。

3. 脂肪

每标准人日脂肪摄入量为 67.4g,农村稍高于城市,男生的每标准人日摄入量(70.7g)高于女生(63.4g)(表 4-4)。不同地区、年龄、性别儿童青少年脂肪摄入量见附表 5-13~ 附表 5-17,摄入量分布见附表 5-18~ 附表 5-22。

表 4-4　广东省不同地区、性别 6~17 岁儿童青少年每标准人日营养素摄入量

能量和营养素	地区		性别		合计
	城市	农村	男生	女生	
蛋白质供能比 /%	16.8	14.6	15.5	15.2	15.4
脂肪供能比 /%	29.5	28.1	28.4	28.7	28.6
碳水化合物供能比 /%	55.0	58.1	57.1	57.0	57.0
能量 /kcal	1 910.9	2 187.5	2 201.5	1 964.8	2 093.2
蛋白质 /g	78.9	78.2	83.1	72.9	78.4
脂肪 /g	63.9	69.2	70.7	63.4	67.4
碳水化合物 /g	261.2	316.8	312.8	280.1	297.8
膳食纤维 /g	2.2	1.7	1.9	1.9	1.9
胆固醇 /mg	418.5	370.8	419.5	348.7	387.0
总维生素 A/μgRAE	306.2	216.7	258.9	233.4	247.2
维生素 A（视黄醇）/μg	205.1	153.4	179.9	160.5	171.0
硫胺素 /μg	1.1	1.1	1.2	1.1	1.1
核黄素 /mg	1.0	0.9	1.0	0.9	0.9
烟酸 /mg	17.8	16.8	18.1	16.0	17.1
维生素 C/mg	94.8	78.7	86.9	81.1	84.2
维生素 E/mg	16.1	21.9	20.0	19.8	19.9
钙 /mg	409.1	385.7	411.3	372.8	393.7
磷 /mg	1 008.2	1 030.9	1 079.2	956.8	1 023.1
钾 /mg	1 815.4	1 869.2	1 946.0	1 738.2	1 850.8
钠 /mg	2 871.4	3 443.1	3 199.6	3 305.5	3 248.1
镁 /mg	261.2	276.6	285.5	254.7	271.4
铁 /mg	19.5	19.5	20.6	18.2	19.5
锌 /mg	11.1	11.7	12.2	10.6	11.5
硒 /μg	49.1	43.2	48.2	41.7	45.2
铜 /mg	1.7	1.9	1.9	1.7	1.8
锰 /mg	4.3	5.5	5.4	4.7	5.1

表 4-5　广东省儿童青少年每标准人日营养素摄入与
2013 年中国居民营养素参考摄入量比较

营养素	地区占比 /%		性别占比 /%		合计 /%
	城市	农村	男	女	
能量 /kcal					
0~2 250（EER）	73.7	58.8	58.7	70.0	63.9
≥2 250	26.3	41.2	41.3	30.0	36.1
碳水化合物 /g					
0~120（EAR）	4.7	4.9	4.0	5.8	4.8
≥120	95.3	95.1	96.0	94.2	95.2
蛋白质 /g					
0~60（EAR）	29.5	31.1	26.8	35.0	30.5
≥60	70.5	68.9	73.2	65.0	69.5
膳食纤维 /g					
0~25	99.6	100.0	99.9	99.8	99.9
25~30（AI）	0.1	0.0	0.0	0.1	0.0
≥30	0.3	0.0	0.1	0.1	0.1
胆固醇 /mg					
0~300	43.3	49.5	43.7	51.8	47.4
≥300	56.7	50.5	56.3	48.2	52.6
总维生素 A/ µgRAE					
0~560	87.6	95.1	92.0	93.2	92.6
560（EAR）~3 000	12.1	4.9	7.9	6.7	7.3
≥3 000（UL）	0.3	0.0	0.1	0.1	0.1
硫胺素 / µg					
0~1.2（EAR）	64.0	65.0	59.6	70.7	64.7
≥1.2	36.0	35.0	40.4	29.3	35.3
核黄素 /mg					
0~1.2（EAR）	77.9	80.3	75.4	84.3	79.5
≥1.2	22.1	19.7	24.6	15.7	20.5
烟酸 /mg					
0~12（EAR）	28.7	29.5	25.8	33.3	29.2
12~35	66.6	68.4	70.9	64.1	67.8
≥35（UL）	4.7	2.1	3.3	2.6	3.0

营养素	地区占比 /%		性别占比 /%		合计 /%
	城市	农村	男	女	
维生素 C/mg					
0~85（EAR）	64.6	74.3	69.1	73.3	71.0
85~200（PI-NCD）	28.5	20.1	24.5	21.2	23.0
200~2 000	6.8	5.6	6.3	5.5	6.0
≥2 000（UL）	0.1	0.0	0.1	0.0	0.0
维生素 E/mg					
0~14（EAR）	50.7	44.6	46.9	46.4	46.7
14~700	49.3	55.4	53.1	53.6	53.3
≥700（UL）	0.0	0.0	0.0	0.0	0.0
钙 /mg					
0~650（EAR）	86.2	88.5	85.3	90.7	87.8
650~2 000	13.3	10.8	14.0	8.9	11.6
≥2 000（UL）	0.5	0.7	0.7	0.4	0.6
磷 /mg					
0~600（EAR）	13.3	17.1	14.6	17.2	15.8
600~3 500	86.5	82.4	85.1	82.3	83.8
≥3 500（UL）	0.2	0.5	0.3	0.5	0.4
钾 /mg					
0~2 000（AI）	69.1	66.9	63.0	73.0	67.6
2 000~3 600	26.4	29.1	31.8	24.0	28.2
≥3 600（PI-NCD）	4.5	4.0	5.2	3.0	4.2
钠 /mg					
0~1 500（AI）	41.1	34.6	36.8	36.8	36.8
1 500~2 000	6.1	3.8	5.1	4.0	4.6
≥2 000（PI-NCD）	52.9	61.6	58.1	59.2	58.6
镁 /mg					
0~280（EAR）	68.0	59.1	56.8	68.4	62.1
≥280	32.0	40.9	43.2	31.6	37.9
铁 /mg					
0~9（EAR）	8.9	9.5	8.7	10.0	9.3
9~42	87.8	86.2	87.0	86.4	86.7
≥42（UL）	3.3	4.3	4.3	3.6	4.0

营养素	地区占比 /%		性别占比 /%		合计 /%
	城市	农村	男	女	
锌 /mg					
0~10.4（EAR）	52.1	46.7	41.9	56.4	48.6
10.4~40	47.7	52.5	57.4	43.1	50.8
≥40（UL）	0.2	0.8	0.7	0.5	0.6
硒 /µg					
0~50（EAR）	63.6	67.8	60.5	73.2	66.4
50~400	36.3	32.2	39.5	26.7	33.6
≥400（UL）	0.1	0.0	0.0	0.1	0.0
铜 /mg					
0~0.6（EAR）	3.3	2.7	2.6	3.3	2.9
0.6~8	96.5	97.1	97.2	96.4	96.9
≥8（UL）	0.2	0.2	0.2	0.3	0.2
锰 /mg					
0~4.5（EAR）	64.6	47.1	49.5	57.2	53.1
4.5~11	33.3	48.1	46.0	39.7	43.1
≥11（UL）	2.1	4.8	4.5	3.1	3.8

注：EER 为能量需要量；EAR 为平均需要量；AI 为适宜摄入量；UL 为可耐受最高摄入量；PI-NCD 为预防非传染性慢性疾病的建议摄入量。

4. 碳水化合物

每标准人日碳水化合物摄入量为 297.8g，农村人群的每标准人日摄入量（316.8g）高于城市人群（261.2g），男生的每标准人日摄入量（312.8g）高于女生（280.1g）（表 4-4）。有 4.8% 的儿童青少年达不到碳水化合物 EAR 水平（表 4-5）。

5. 膳食纤维

每标准人日膳食纤维的摄入量为 1.9g，城市人群的每标准人日摄入量高于农村人群，男生和女生的摄入量相同（表 4-4）。99.9% 的儿童青少年膳食纤维摄入量达不到适宜摄入量（表 4-5）。不同地区、年龄、性别儿童青少年碳水化合物摄入量见附表 5-13~ 附表 5-17，摄入量分布见附表 5-18~ 附表 5-22。

6. 维生素

每标准人日的总维生素 A 摄入量为 247.2μgRAE；硫胺素、核黄素和烟酸摄入量分别为 1.1ug、0.9mg 和 17.1mg；维生素 C 和维生素 E 的摄入量依次为 84.2mg 和 19.9mg（表4-4）。与中国居民营养素参考摄入量比较，有 92.6% 的儿童青少年摄入量达不到总维生素 A 的 EAR 水平，其中农村摄入不足居民比例高于城市，女生摄入不足的比例稍高于男生；分别有 71.0% 和 46.7% 儿童青少年维生素 C 和维生素 E 摄入达不到相应 EAR 水平；分别有 64.7%、79.5% 和 29.2% 儿童青少年硫胺素、核黄素、烟酸摄入量达不到相应 EAR 水平，其中农村儿童青少年摄入不足的比例高于城市（表2-5）。不同地区、年龄、性别儿童青少年维生素摄入量见附表5-13~ 附表5-17，摄入量分布见附表5-18~ 附表5-22。

7. 矿物质

矿物质以钙的缺乏最为显著，每标准人日摄入量为 393.7mg，其中农村人群的每标准人日摄入量（385.7mg）低于城市人群（409.1mg），女生的每标准人日摄入量低于男生；磷、钾、钠、镁、铁、锌、硒、铜和锰平均每标准人日摄入量依次为 1 023.1mg、1 850.8mg、3 248.1mg、271.4mg、19.5mg、11.5mg、45.2μg、1.8mg 和 5.1mg，其中磷、钾、钠、镁、锌、铜和锰的摄入量为农村人群高于城市人群，农村人群和城市人群铁的摄入量没有差异，而硒的摄入量则是城市人群高于农村人群（表4-4）。与中国居民营养素参考摄入量比较，87.8% 儿童青少年钙摄入量达不到 EAR 水平，存在摄入不足的风险，钙摄入量不足的比例为农村人群高于城市人群，女生（90.7%）高于男生（85.3%）；有 67.6% 儿童青少年钾的摄入低于适宜摄入量（adequate intake，AI）水平，低于 AI 的比例情况为农村人群（66.9%）低于城市人群（69.1%），男生（63.0%）低于女生（73.0%）；58.6% 的儿童青少年钠的摄入量超过预防非传染性慢性疾病的建议摄入量（proposed intakes for preventing non-communicable chronic diseases，PI-NCD），超过推荐量的比例的情况为农村人群（61.6%）高于城市人群（52.9%），男生（58.1%）低于女生（59.2%）；分别有 62.1%、9.3%、48.6%、66.4%、53.1% 的儿童青少年存在膳食镁、铁、锌、硒和锰摄入不足的风险（低于 EAR 水平）（表4-5）。不同地区、年龄、性别居民矿物质摄入量见附表5-13~ 附表5-17，摄入量分布见附表5-18~ 附表5-22。

四、小结

1. 广东省 6~17 岁儿童青少年膳食中油、盐烹调用量在推荐摄入范围内，但膳食结构仍然存在不合理的地方，即蔬菜、水果、奶及奶制品、大豆及坚果、全谷物和杂豆摄入不足，动物性食物摄入过多，以猪肉为主。

2. 广东省 6~17 岁儿童青少年膳食中三大营养素供能比在推荐量范围内，膳食纤维摄入明显不足。维生素和矿物质的摄入出现缺乏和过剩并存的现象：多数维生素存在摄入不足的情况，矿物质中钾、镁、锰、锌、硒、钙摄入不足，但超过 50% 被调查者钠摄入过多。

（黄董伊　洪晓敏　纪桂元）

第五章 身体活动

一、定义

1. 身体活动

身体活动指由骨骼肌产生的需要消耗能量的任何身体动作,其中包括活动、游戏、家务、出行等活动。

2. 中或高强度活动

中或高强度活动指能够引起呼吸急促或出汗的任何形式的活动,如跑步、骑自行车、游泳、玩耍、做家务等。根据《中国学龄儿童膳食指南(2022)》核心推荐,儿童和青少年应每天进行 1h 以上的中或高等强度活动。

3. 体育锻炼

体育锻炼是指为了维持或改善自身健康状况,增强身体素质而有计划地经常进行某些身体活动的行为,不包括无计划、无目的的活动,如赶公交车等。

校内体育锻炼时间指在校期间参加的所有使孩子呼吸和心跳加快的体育活动,包括课间操、体育课、课外体育活动的平均每天累计的时间。

校外体育锻炼时间指在校外参加的所有使孩子呼吸和心跳加快的体育活动的平均每天累计的时间。

4. 走路或骑车时间

走路或骑车时间指每天上学和放学走路或骑自行车所需要的时间。

5. 屏幕时间

屏幕时间指在睡眠时间之外的坐着、靠着或躺着使用电子设备进行活动(包括看电视、使用电脑、玩电子游戏等活动)的时间。根据《中国人群身体活动指南(2021)》推荐,每天使用屏幕时间不超过 2 小时。

6. 睡眠不足

根据《健康中国行动（2019—2030 年）》的倡导，将小学生睡觉时间少于 10h，初中生睡眠时间少于 9h，高中生睡眠时间少于 8h，定义为睡眠不足。

二、样本情况

实际回收调查问卷 3 641 份，其中身体活动部分的有效样本为 3 622 人，有效率为 99.5%。城市 2 518 人（男生 1 272 人，女生 1 246 人），约占样本量的 69.5%；农村 1 104 人（男生 556 人，女生 548 人），约占样本量的 30.5%；6~8 岁、9~11 岁、12~14 岁、15~17 岁各组分别有 915 人、1 089 人、903 人、715 人。具体分布见表 5-1。

表 5-1　广东省 6~17 岁儿童青少年身体活动调查对象基本特征

分组	城市		农村		合计	
	调查人数	构成比/%	调查人数	构成比/%	调查人数	构成比/%
性别						
男	1 272	50.5	556	50.4	1 828	50.5
女	1 246	49.5	548	49.6	1 794	49.5
年龄/岁						
6~8	628	24.9	287	26.0	915	25.3
9~11	767	30.5	322	29.1	1 089	30.1
12~14	623	24.7	280	25.4	903	24.9
15~17	500	19.9	215	19.5	715	19.7

三、身体活动情况

1. 中或高等强度活动

被调查的广东省 6~17 岁儿童青少年每天进行中或高等强度活动的比例为 37.1%，其中农村（40.2%）高于城市（31.0%），男生（39.8%）高于女生（34.0%）。从不同年龄组来看，6~8 岁组每天有中或高等强度活动的比例最高（43.1%），15~17 岁组比例最低（30.2%）。广东省 6~17 岁儿童青少年日常缺乏中或高等强度活动的比例为 7.7%，其中城市（4.9%）低于农村（9.2%），女生（8.8%）高于男生（6.8%）；从不同年龄组来看，6~8 岁组日常缺乏中或高等强度活动的比例最高（12.7%），12~14 岁组比例最低（3.6%）。详见图 5-1 和表 5-2。

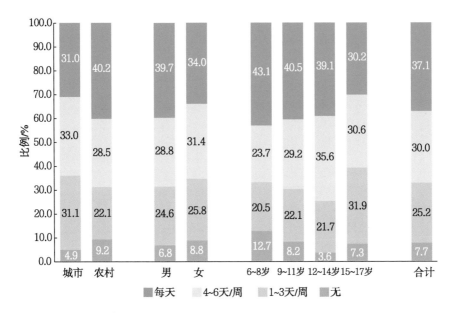

图 5-1　广东省 6~17 岁儿童青少年日常参与中或高等强度活动比例

表 5-2　广东省 6~17 岁儿童青少年日常参与中或高等强度活动分布

单位:%

分组	城市			农村			合计		
	男	女	小计	男	女	小计	男	女	合计
无									
6~8 岁	4.8	9.7	7.0	15.7	15.5	15.6	12.1	13.4	12.7
9~11 岁	3.2	6.2	4.6	8.6	12.3	10.3	6.6	10.1	8.2
12~14 岁	1.4	3.5	2.4	2.4	6.5	4.2	2.1	5.4	3.6
15~17 岁	4.9	6.6	5.7	7.8	8.3	8.0	6.9	7.7	7.3
合计	3.6	6.4	4.9	8.4	10.1	9.2	6.8	8.8	7.7

分组	城市			农村			合计		
	男	女	小计	男	女	小计	男	女	合计
1~3 天 / 周									
6~8 岁	34.2	29.2	31.9	13.5	15.9	14.5	20.4	20.6	20.5
9~11 岁	30.4	31.2	30.8	18.0	15.8	17.0	22.6	21.4	22.1
12~14 岁	24.3	26.1	25.1	17.5	22.7	19.8	19.9	23.9	21.7
15~17 岁	33.3	37.0	35.1	31.1	29.8	30.5	31.8	32.1	31.9
合计	30.7	31.6	31.1	21.6	22.7	22.1	24.6	25.8	25.2
4~6 天 / 周									
6~8 岁	28.1	25.3	26.9	23.2	20.6	22.1	24.9	22.3	23.7
9~11 岁	28.2	26.0	27.2	25.9	35.5	30.3	26.7	32.0	29.2
12~14 岁	38.5	44.2	41.1	31.9	33.5	32.6	34.2	37.4	35.6
15~17 岁	32.6	37.9	35.2	27.5	29.5	28.5	29.1	32.3	30.6
合计	32.0	34.1	33.0	27.2	29.9	28.5	28.8	31.4	30.0
每天									
6~8 岁	32.9	35.8	34.2	47.6	48.0	47.8	42.6	43.7	43.1
9~11 岁	38.2	36.6	37.4	47.5	36.4	42.4	44.1	36.5	40.5
12~14 岁	35.8	26.2	31.4	48.2	37.3	43.4	43.8	33.3	39.1
15~17 岁	29.2	18.5	24.0	33.6	32.4	33.0	32.2	27.9	30.2
合计	33.7	27.9	31.0	42.8	37.3	40.2	39.8	34.0	37.1

　　广东省 6~17 岁儿童青少年平均每天中或高等强度活动时间为 0.9h,其中农村人群平均每天中或高等强度活动时间（1.1h）多于城市人群（0.7h）,男生平均每天中或高等强度活动时间（1.0h）略多于女生（0.9h）;从不同年龄组来看,15~17 岁组人群平均每天中或高等强度活动时间最短,为 0.7h。在不同地区、年龄、性别组中,城市 15~17 岁女生的平均每天中或高等强度活动时间最短（0.5h）。详见表 5-3。

表5-3　广东省6~17岁儿童青少年平均每天中或高等强度活动时间

单位:h

年龄/岁	城市			农村			合计		
	男	女	小计	男	女	小计	男	女	合计
6~8	0.8	0.7	0.7	1.3	1.3	1.3	1.1	1.1	1.1
9~11	0.8	0.8	0.8	1.4	1.2	1.3	1.2	1.1	1.1
12~14	1.0	0.7	0.9	1.3	1.2	1.2	1.2	1.0	1.1
15~17	0.6	0.5	0.6	0.8	0.7	0.7	0.7	0.6	0.7
合计	0.8	0.6	0.7	1.1	1.0	1.1	1.0	0.9	0.9

广东省6~17岁儿童青少年平均每天中或高等强度活动时间达到1h的比例为38.0%,其中农村人群(44.0%)高于城市人群(26.3%),男生(40.2%)高于女生(35.3%);从不同年龄组来看,15~17岁组人群平均每天中或高等强度活动时间达到1h的比例最少,为25.3%。在不同地区、年龄、性别组中,城市15~17岁女生每天中或高等强度活动时间达到1h的比例最少(13.7%)。详见图5-2和表5-4。

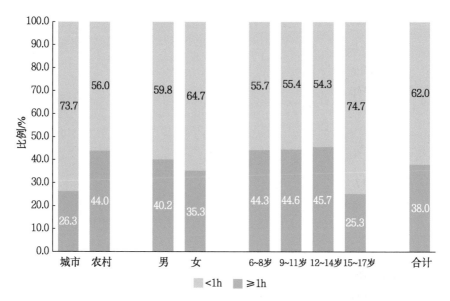

图5-2　广东省6~17岁儿童青少年平均每天中或高等强度活动时间达标比例

表5-4　广东省6~17岁儿童青少年平均每天中或高等强度活动时间分布

单位:%

分组	城市			农村			合计		
	男	女	小计	男	女	小计	男	女	合计
<1h									
6~8 岁	69.8	70.4	70.1	48.8	47.4	48.2	55.8	55.6	55.7
9~11 岁	69.4	70.1	69.7	45.3	49.0	47.0	54.3	56.7	55.4
12~14 岁	60.5	75.1	67.3	41.7	54.2	47.2	48.2	61.9	54.3
15~17 岁	80.8	86.3	83.5	70.4	71.0	70.7	73.7	75.9	74.7
合计	71.0	76.8	73.7	54.1	58.3	56.0	59.8	64.7	62.0
≥ 1h									
6~8 岁	30.2	29.6	29.9	51.2	52.6	51.8	44.2	44.4	44.3
9~11 岁	30.6	29.9	30.3	54.7	51.0	53.0	45.7	43.3	44.6
12~14 岁	39.5	24.9	32.7	58.3	45.8	52.8	51.8	38.1	45.7
15~17 岁	19.2	13.7	16.5	29.6	29.0	29.3	26.3	24.1	25.3
合计	29.0	23.3	26.3	45.9	41.7	44.0	40.2	35.3	38.0

2. 做家务时间

广东省6~17岁儿童青少年平均每天做家务时间为7.3min,其中城市6~17岁儿童青少年平均每天做家务时间(7.6min)多于农村(7.2min),女生平均每天做家务时间(8.0min)多于男生(6.8min)。从不同年龄组来看,6~8岁组人群平均做家务时间最短(4.0min)。在不同地区、年龄、性别组中,农村6~8岁女生的平均每天做家务时间最少(3.2min),其次为城市6~8岁男生(4.2min)。详见表5-5。

3. 校内体育锻炼时间

广东省6~17岁儿童青少年平均每天校内体育锻炼时间为12.0min,其中城市6~17岁儿童青少年平均每天校内体育锻炼时间(12.1min)略多于农村(11.9min),男生平均每天校内体育锻炼时间(12.6min)多于女生(11.3min)。从不同年龄组来看,12~14岁组校内体育锻炼时间最长(13.3min),15~17岁组最短(10.6min)。在不同地区、年龄、性别组中,农村15~17岁女生的平均每天校内体育锻炼时间最少(9.8min),其次为农村15~17岁男生(10.5min)。详细见表5-6。

表5-5 广东省6~17岁儿童青少年平均每天做家务时间

单位：min

年龄/岁	城市			农村			合计		
	男	女	小计	男	女	小计	男	女	合计
6~8	4.2	4.4	4.3	4.3	3.2	3.8	4.3	3.6	4.0
9~11	7.5	8.4	7.9	4.6	8.9	6.6	5.7	8.7	7.1
12~14	8.3	11.4	9.8	9.2	11.8	10.3	8.9	11.7	10.1
15~17	7.9	8.1	8.0	7.4	7.4	7.4	7.5	7.6	7.6
合计	7.1	8.2	7.6	6.6	7.9	7.2	6.8	8.0	7.3

表5-6 广东省6~17岁儿童青少年平均每天校内体育锻炼时间

单位：min

年龄/岁	城市			农村			合计		
	男	女	小计	男	女	小计	男	女	合计
6~8	13.4	11.5	12.5	12.3	11.7	12.0	12.6	11.6	12.2
9~11	12.3	12.7	12.5	13.6	12.2	12.9	13.1	12.3	12.8
12~14	13.4	10.7	12.2	15.0	12.4	13.9	14.4	11.8	13.3
15~17	12.0	11.0	11.5	10.5	9.8	10.1	10.9	10.2	10.6
合计	12.7	11.4	12.1	12.5	11.2	11.9	12.6	11.3	12.0

4. 校外体育锻炼时间

广东省6~17岁儿童青少年平均每天校外体育锻炼时间为16.1min,其中城市6~17岁儿童青少年平均每天校外体育锻炼时间（21.3min）明显多于农村（13.5min）,男生平均每天校外体育锻炼时间（18.7min）多于女生（13.1min）。从不同年龄组来看,15~17岁年龄组平均每天校外体育锻炼时间最长（17.5min）。在不同地区、年龄、性别组中,农村15~17岁女生的平均每天校外体育锻炼时间最少,为7.9min,其次为农村12~14岁女生（10.9min）。详见表5-7。

5. 骑车或走路时间

广东省6~17岁儿童青少年骑车或走路上下学的人群比例为48.7%,其中农村（56.8%）明显高于城市（33.0%）,男生（47.2%）低于女生（50.4%）。从不同年龄组来看,12~14岁年龄组骑车或走路的比例最少,为35.8%。在不同地区、年龄、性别组中,城市 12~14 岁男生的骑车或走路上下学所占比例最小(23.8%)。详见表 5-8。

表 5-7　广东省 6~17 岁儿童青少年平均每天校外体育锻炼时间

单位:min

年龄 / 岁	城市			农村			合计		
	男	女	小计	男	女	小计	男	女	合计
6~8	23.8	18.2	21.2	11.1	13.7	12.2	15.4	15.3	15.3
9~11	22.7	22.3	22.5	12.7	14.2	13.4	16.4	17.2	16.7
12~14	21.1	12.8	17.3	13.6	10.9	12.4	16.2	11.6	14.1
15~17	30.4	16.0	23.4	21.0	7.9	14.8	24.0	10.5	17.5
合计	25.0	17.1	21.3	15.5	11.0	13.5	18.7	13.1	16.1

表 5-8　广东省 6~17 岁儿童青少年骑车或走路上下学比例

单位:%

年龄 / 岁	城市			农村			合计		
	男	女	小计	男	女	小计	男	女	合计
6~8	37.7	36.8	37.3	58.5	66.0	61.7	51.6	55.5	53.3
9~11	25.9	28.1	26.9	44.9	51.3	47.8	37.8	42.9	40.1
12~14	23.8	25.7	24.6	38.8	45.9	41.9	33.6	38.5	35.8
15~17	40.8	40.5	40.6	68.3	68.0	68.1	59.7	59.2	59.4
合计	32.5	33.5	33.0	54.6	59.4	56.8	47.2	50.4	48.7

　　走路或骑车上下学的儿童青少年平均每天骑车或走路的时间为 14.4min,其中城市 6~17 岁儿童青少年平均每天骑车或走路的时间(18.0min)多于农村(12.5min),男生平均每天骑车或走路的时间(14.7min)略多于女生(14.0min)。从不同年龄组来看,12~14 岁年龄组骑车或走路的时间最长(18.1min),6~8 岁年龄组骑车或走路的时间最短(10.9min)。在不同地区、年龄、性别组中,农村 6~8 岁女生的平均每天骑车或走路时间最少(8.1min)。详见表 5-9。

6. 晒太阳

　　广东省 6~17 岁儿童青少年平均每天晒太阳时间为 2.1h,城市 6~17 岁儿童青少年平均每天晒太阳时间(1.7h)少于农村(2.4h),男生平均每天晒太阳时间(2.2h)略多于女生(2.0h)。从不同年龄组来看,12~14 岁组人群晒太阳时间最短（2.0h），15~17岁组晒太阳时间最长（2.3h）。在不同地区、年龄、性别组中，城市9~11岁男生、城市12~14岁女生和6~8岁女生的平均每天晒太阳时间最短（均为1.5h）。详见表5-10。

表5-9　广东省6~17岁儿童青少年平均每天骑车或走路时间

单位：min

年龄/岁	城市			农村			合计		
	男	女	小计	男	女	小计	男	女	合计
6~8	11.9	13.1	12.5	11.6	8.1	10.1	11.7	9.9	10.9
9~11	17.7	16.1	17.0	13.4	12.5	13.0	15.0	13.8	14.5
12~14	23.2	23.3	23.2	16.2	14.2	15.3	18.6	17.5	18.1
15~17	18.0	18.8	18.4	11.6	11.9	11.8	13.6	14.1	13.9
合计	17.9	18.1	18.0	13.0	11.8	12.5	14.7	14.0	14.4

表5-10　广东省6~17岁儿童青少年平均每天晒太阳时间

单位：h

年龄/岁	城市			农村			合计		
	男	女	小计	男	女	小计	男	女	合计
6~8	1.9	1.5	1.7	2.5	2.2	2.4	2.3	1.9	2.1
9~11	1.5	1.6	1.5	2.4	2.4	2.4	2.0	2.1	2.1
12~14	1.9	1.5	1.7	2.2	2.1	2.1	2.1	1.9	2.0
15~17	1.8	1.7	1.7	2.7	2.3	2.5	2.4	2.1	2.3
合计	1.7	1.6	1.7	2.5	2.2	2.4	2.2	2.0	2.1

7. 屏幕时间

广东省6~17岁儿童青少年平均每天使用屏幕时间为2.1h，城市、农村6~17岁儿童青少年平均每天使用屏幕时间均为2.1h，男生平均每天使用屏幕时间（2.3h）多于女生（2.0h）。从不同年龄组来看，15~17岁组平均每天使用屏幕时间最长，为2.4h。在不同地区、年龄、性别组中，农村15~17岁男生的平均每天使用屏幕时间最长（2.7h）。详见表5-11。

广东省6~17岁儿童青少年平均每天使用屏幕时间超过2h的比例为42.9%，其中农村（44.1%）高于城市（40.5%），男生（46.0%）高于女生（39.2%）；

从不同年龄组来看,15~17岁组平均每天使用屏幕时间超过2h的比例最高(46.6%),12~14岁组最低(39.4%);在不同地区、年龄、性别组中,农村15~17岁男生的平均每天使用屏幕时间超过2h的比例最高(52.0%)。详见表5-12。

表5-11　广东省6~17岁儿童青少年平均每天使用屏幕时间

单位:h

年龄/岁	城市			农村			合计		
	男	女	小计	男	女	小计	男	女	合计
6~8	1.7	1.6	1.6	2.1	1.8	2.0	2.0	1.7	1.9
9~11	1.9	1.7	1.8	2.1	2.2	2.1	2.0	2.0	2.0
12~14	2.5	2.1	2.3	2.1	1.7	1.9	2.3	1.8	2.1
15~17	2.6	2.5	2.5	2.7	2.0	2.4	2.7	2.2	2.4
合计	2.2	2.0	2.1	2.3	2.0	2.1	2.3	2.0	2.1

表5-12　广东省6~17岁儿童青少年平均每天使用屏幕时间分布

单位:%

分组	城市			农村			合计		
	男	女	小计	男	女	小计	男	女	合计
≤2h									
6~8岁	65.2	67.5	66.3	51.2	62.8	56.2	55.9	64.5	59.7
9~11岁	63.3	69.0	65.9	52.1	52.0	52.0	56.3	58.1	57.1
12~14岁	50.8	61.2	55.6	62.1	64.9	63.3	58.2	63.5	60.6
15~17岁	49.2	58.1	53.5	48.0	59.3	53.4	48.4	58.9	53.4
合计	56.3	63.2	59.5	52.8	59.6	55.9	54.0	60.8	57.1
>2h									
6~8岁	34.8	32.5	33.7	48.8	37.2	43.8	44.1	35.5	40.3
9~11岁	36.7	31.0	34.1	47.9	48.0	48.0	43.7	41.9	42.9
12~14岁	49.2	38.8	44.4	37.9	35.1	36.7	41.8	36.5	39.4
15~17岁	50.8	41.9	46.5	52.0	40.7	46.6	51.6	41.1	46.6
合计	43.7	36.8	40.5	47.2	40.4	44.1	46.0	39.2	42.9

8. 睡眠情况

广东省 6~17 岁儿童青少年平均睡眠时间为 9.2h,其中城市 6~17 岁儿童青少年平均睡眠时间(9.4h)略多于农村(9.1h),男生平均睡眠时间(9.2h)略少于女生(9.3h);从不同年龄组来看,6~8 岁组人群睡眠时间最长(10.2h),15~17 岁组睡眠时间最短(8.3h);在不同地区、年龄、性别组中,农村 15~17 岁男生和女生的平均睡眠时间最短(均为8.1h)。详见表 5-13。

表 5-13　广东省 6~17 岁儿童青少年平均每天睡眠时间

单位:h

年龄/岁	城市			农村			合计		
	男	女	小计	男	女	小计	男	女	合计
6~8	10.2	10.3	10.2	9.9	10.5	10.1	10.0	10.4	10.2
9~11	9.8	9.8	9.8	9.8	9.9	9.8	9.8	9.8	9.8
12~14	9.2	9.3	9.3	9.2	9.3	9.3	9.2	9.3	9.3
15~17	8.7	8.8	8.7	8.1	8.1	8.1	8.3	8.3	8.3
合计	9.4	9.4	9.4	9.1	9.2	9.1	9.2	9.3	9.2

广东省 6~17 岁儿童青少年白天平均睡眠时间为 0.7h,其中城市儿童青少年白天平均睡眠时间(0.9h)略多于农村(0.6h),男、女生时长均为 0.7h;从不同年龄组来看,6~11 岁组白天平均睡眠时间最短(0.5h),15~17 岁组最长(1.0h);在不同地区、年龄、性别组中,农村 6~8 岁男生的白天平均睡眠时间最短(0.3h)。

广东省 6~17 岁儿童青少年夜间平均睡眠时间为 8.5h,其中城市 6~17 岁儿童青少年夜间平均睡眠时间(8.6h)略多于农村(8.5h),男、女生时长均为 8.5h;从不同年龄组来看,6~8 岁组夜间平均睡眠时间最长(9.6h),15~17 岁组最短(7.3h);在不同地区、年龄、性别组中,农村 15~17 岁男生和女生的夜间平均睡眠时间最短,均为 7.2h。

广东省 6~17 岁儿童青少年上学期间平均睡眠时间为 8.9h,其中城市 6~17 岁儿童青少年上学期间平均睡眠时间(9.0h)略多于农村(8.8h),男、女生时长均为 8.9h;从不同年龄组来看,6~8 岁组上学期间平均睡眠时间最长(10.0h),15~17 岁组最短(7.7h);在不同地区、年龄、性别组中,其次为农村 15~17 岁女生平均睡眠时间最短(7.5h)。

广东省 6~17 岁儿童青少年周末平均睡眠时间为 10.1h,其中城市 6~17 岁儿童青少年周末平均睡眠时间（10.4h）多于农村（9.9h），男生周末平均睡眠时间（9.9h）少于女生（10.3h）；从不同年龄组来看，6~8岁周末平均睡眠时间最长（10.4h），15~17岁组最短（9.7h）；在不同地区、年龄、性别组中，农村15~17岁男生和女生的周末平均睡眠时间最短，均为9.5h。详见表5-14。

表5-14　广东省6~17岁儿童青少年不同时间段的平均睡眠时间

单位:h

分组	城市			农村			合计		
	男	女	小计	男	女	小计	男	女	合计
白天									
6~8岁	0.7	0.7	0.7	0.3	0.7	0.4	0.4	0.7	0.5
9~11岁	0.6	0.6	0.6	0.4	0.4	0.4	0.5	0.5	0.5
12~14岁	0.7	0.8	0.8	0.5	0.6	0.6	0.6	0.7	0.6
15~17岁	1.2	1.2	1.2	0.9	0.9	0.9	1.0	1.0	1.0
合计	0.9	0.9	0.9	0.6	0.7	0.6	0.7	0.7	0.7
夜间									
6~8岁	9.4	9.6	9.5	9.6	9.8	9.7	9.5	9.7	9.6
9~11岁	9.2	9.2	9.2	9.4	9.5	9.4	9.3	9.4	9.4
12~14岁	8.5	8.5	8.5	8.7	8.8	8.7	8.6	8.6	8.6
15~17岁	7.5	7.6	7.5	7.2	7.2	7.2	7.3	7.3	7.3
合计	8.5	8.6	8.6	8.5	8.5	8.5	8.5	8.5	8.5
上学期间									
6~8岁	10.1	10.1	10.1	9.7	10.4	10.0	9.8	10.3	10.0
9~11岁	9.6	9.5	9.6	9.7	9.7	9.7	9.7	9.6	9.6
12~14岁	8.9	8.7	8.8	9.1	8.9	9.0	9.0	8.9	8.9
15~17岁	8.3	8.0	8.2	7.6	7.5	7.5	7.8	7.7	7.7
合计	9.1	8.9	9.0	8.8	8.8	8.8	8.9	8.9	8.9
周末									
6~8岁	10.4	10.8	10.6	10.2	10.6	10.4	10.3	10.7	10.4
9~11岁	10.2	10.5	10.3	10.2	10.3	10.2	10.2	10.4	10.3
12~14岁	10.2	10.7	10.4	9.5	10.3	9.9	9.8	10.5	10.1
15~17岁	9.9	10.5	10.2	9.5	9.5	9.5	9.6	9.8	9.7
合计	10.2	10.6	10.4	9.8	10.1	9.9	9.9	10.3	10.1

睡眠不足比例为49.2%,农村(51.0%)高于城市(45.7%),男生(50.4%)略高于女生(47.8%);不同年龄组以9~11岁组睡眠不足比例最高(66.2%);在不同地区、年龄、性别组中,城市9~11岁女生睡眠不足率最高(67.0%)。详见图5-3和表5-15。

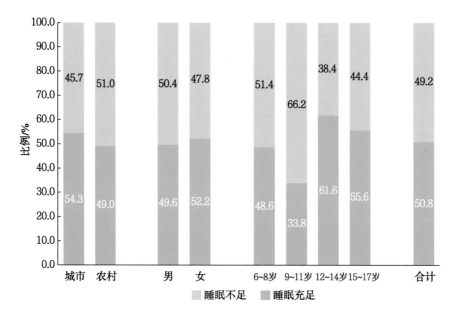

图5-3 广东省6~17岁儿童青少年睡眠不足比例

表5-15 广东省6~17岁儿童青少年睡眠不足分布

单位:%

年龄/岁	城市			农村			合计		
	男	女	小计	男	女	小计	男	女	合计
6~8	53.6	41.5	48.1	58.0	46.7	53.2	56.5	44.9	51.4
9~11	66.4	67.0	66.6	65.8	66.2	66.0	66.0	66.5	66.2
12~14	40.1	46.9	43.2	37.8	33.0	35.7	38.6	38.1	38.4
15~17	29.3	32.9	31.0	51.4	49.6	50.5	44.4	44.3	44.4
合计	45.8	45.6	45.7	52.7	49.0	51.0	50.4	47.8	49.2

四、小结

1. 广东省 6~17 岁儿童青少年平均每天中或高等强度活动时间为 0.9h，能达到平均每天至少 1h 标准的比例较低（38.0%）。

2. 广东省 6~17 岁儿童青少年平均每天屏幕时间为 2.1h，平均每天屏幕时间超过 2h 的比例为 42.9%，平均每天屏幕时间随年龄增长而增加。

3. 广东省 6~17 岁儿童青少年平均每天睡眠时间为 9.2h，上学期间平均睡眠时间（8.9h）明显低于周末平均睡眠时间（10.1h），睡眠不足比例仍然较高（49.2%）。

（黄董伊 纪桂元）

第六章 被动吸烟、饮酒

一、定义

1. 被动吸烟（二手烟）

被动吸烟指吸入吸烟者呼出的以及卷烟末端散发出的烟雾。

2. 饮酒

过去至少喝过一次酒，包括白酒、黄酒、米酒、啤酒或葡萄酒等，不包括抿一口。

二、样本情况

实际回收调查问卷 3 641 份，被动吸烟、饮酒行为调查的有效样本为 3 638 人，有效率为 99.9%，其中城市 2 526 人（男生 1 276 人，女生 1 250 人），约占样本量的69.4%；农村 1 112 人（男生 558 人，女生 554 人），约占样本量的 30.6%；6~8 岁、9~11岁、12~14 岁、15~17 岁人群分别有 915 人、1 089 人、904 人、730 人，具体见表 6-1。

表 6-1 广东省 6~17 岁儿童青少年吸烟饮酒调查对象基本情况

分组	城市		农村		合计	
	调查人数	构成比 /%	调查人数	构成比 /%	调查人数	构成比 /%
性别						
男	1 276	50.5	558	50.2	1 834	50.4
女	1 250	49.5	554	49.8	1 804	49.6
年龄 / 岁						
6~8	628	24.9	287	25.8	915	25.2
9~11	767	30.4	322	29.0	1 089	29.9
12~14	623	24.6	281	25.2	904	24.8
15~17	508	20.1	222	20.0	730	20.1

三、被动吸烟、饮酒情况

1. 被动吸烟

在有效调查样本 3 638 人中,48.6% 的儿童青少年有被动吸烟史,其中农村占比(51.6%)高于城市(42.7%),男生占比(50.3%)高于女生(46.5%);不同年龄组中以 15~17 岁组被动吸烟率最高(52.4%),其次为 6~8 岁组(51.8%);在不同地区、年龄、性别组中,农村 6~8 岁男生的被动吸烟率最高(56.2%),其次为农村 6~8 岁女生(55.3%)。详见图 6-1 和表 6-2。

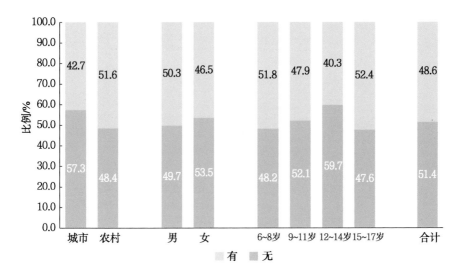

图 6-1　广东省 6~17 岁儿童青少年被动吸烟情况

表 6-2　广东省 6~17 岁儿童青少年被动吸烟分布

单位:%

年龄 / 岁	城市			农村			合计		
	男	女	小计	男	女	小计	男	女	合计
6~8	45.3	42.8	44.2	56.2	55.3	55.9	52.6	50.8	51.8
9~11	41.5	34.0	38.1	53.3	53.8	53.5	48.9	46.6	47.9
12~14	34.3	34.1	34.2	51.9	32.9	43.6	45.9	33.3	40.3
15~17	51.8	50.5	51.2	53.2	52.5	52.9	52.8	51.9	52.4
合计	43.9	41.4	42.7	53.6	49.2	51.6	50.3	46.5	48.6

有被动吸烟史的儿童青少年遭受被动吸烟的天数中,8.0%为平均每周4~6d,31.4%为平均每周1~3d,32.7%为每周不到1d。27.9%的儿童青少年1周内每天都遭受被动吸烟,其中农村占比(31.1%)高于城市(20.5%),男生占比(28.9%)高于女生(26.7%);不同年龄组中,以6~8岁年龄组的发生率最高(47.3%);在不同地区、年龄、性别组中,农村6~8岁女生被动吸烟率最高(53.8%),详见图6-2和表6-3。

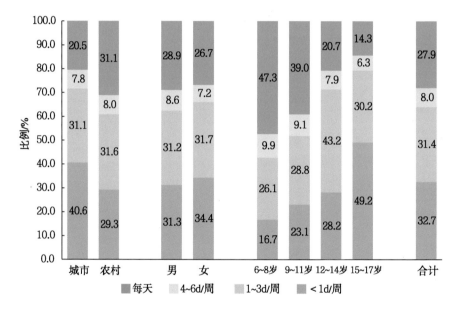

图6-2 广东省6~17岁儿童青少年不同地区、性别、年龄被动吸烟比例

表6-3 广东省6~17岁儿童青少年被动吸烟天数分布

单位:%

分组	城市			农村			合计		
	男	女	小计	男	女	小计	男	女	合计
每天									
6~8岁	32.2	32.4	32.3	53.4	53.8	53.6	47.3	47.4	47.3
9~11岁	25.4	29.3	27.0	43.7	44.5	44.1	37.9	40.4	39.0
12~14岁	24.2	18.3	21.5	21.0	19.2	20.4	21.8	18.9	20.7
15~17岁	9.4	11.4	10.3	19.5	12.5	16.1	16.4	12.1	14.3
合计	20.7	20.4	20.5	32.2	29.5	31.1	28.9	26.7	27.9

分组	城市			农村			合计		
	男	女	小计	男	女	小计	男	女	合计
4~6d/周									
6~8 岁	8.9	8.4	8.7	9.2	11.9	10.3	9.1	10.8	9.9
9~11 岁	9.7	12.8	11.0	6.0	11.0	8.3	7.2	11.5	9.1
12~14 岁	9.5	6.0	7.9	8.4	6.8	7.9	8.7	6.5	7.9
15~17 岁	7.1	4.2	5.7	9.7	3.3	6.6	8.9	3.6	6.3
合计	8.5	7.0	7.8	8.6	7.3	8.0	8.6	7.2	8.0
1~3d/周									
6~8 岁	32.3	32.6	32.4	22.0	25.5	23.5	25.0	27.7	26.1
9~11 岁	30.7	22.3	27.3	27.2	31.8	29.3	28.3	29.3	28.8
12~14 岁	35.4	48.7	41.5	42.6	46.3	43.8	40.8	47.2	43.2
15~17 岁	26.1	29.2	27.6	33.5	29.2	31.4	31.2	29.2	30.2
合计	30.1	32.3	31.1	31.7	31.4	31.6	31.2	31.7	31.4
<1d/周									
6~8 岁	26.6	26.6	26.6	15.4	8.8	12.6	18.6	14.1	16.7
9~11 岁	34.2	35.6	34.7	23.1	12.7	18.3	26.6	18.8	23.1
12~14 岁	30.9	27.0	29.1	28.0	27.7	27.9	28.7	27.4	28.2
15~17 岁	57.4	55.2	56.4	37.3	55.0	45.9	43.5	55.1	49.2
合计	40.7	40.3	40.6	27.5	31.8	29.3	31.3	34.4	32.7

2. 饮酒

22.0% 的儿童青少年有饮酒史,其中农村占比(23.1%)远高于城市(19.9%),男生占比(26.3%)高于女生(17.0%);不同年龄组中,15~17 岁占比最高(42.5%),6~8 岁组占比最低(2.5%);在不同地区、年龄、性别组中,农村15~17 岁男生饮酒率最高(54.5%);随着年龄的增长,饮酒率呈上升趋势。详见

图 6-3 和表 6-4。

有饮酒史的儿童青少年中,28.9% 为 30 天内喝过酒,71.1% 为 30 天以前喝过酒。详见图 6-4 和表 6-5。

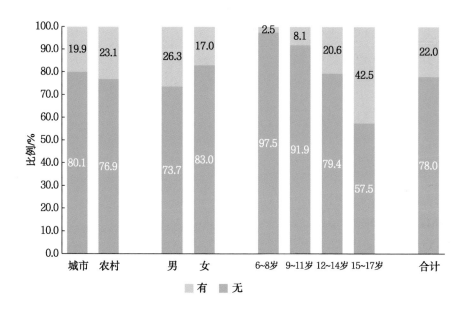

图 6-3 广东省 6~17 岁儿童青少年饮酒率情况

表 6-4 广东省 6~17 岁儿童青少年分地区、年龄、性别的饮酒率

单位:%

年龄/岁	城市			农村			合计		
	男	女	小计	男	女	小计	男	女	合计
6~8	2.1	1.5	1.8	4.7	0.4	2.8	3.8	0.8	2.5
9~11	7.5	5.0	6.4	10.7	7.2	9.1	9.5	6.4	8.1
12~14	21.1	19.6	20.4	24.1	16.3	20.7	23.0	17.5	20.6
15~17	49.9	30.4	40.5	54.5	31.5	43.4	53.0	31.2	42.5
合计	23.0	16.3	19.9	28.0	17.4	23.1	26.3	17.0	22.0

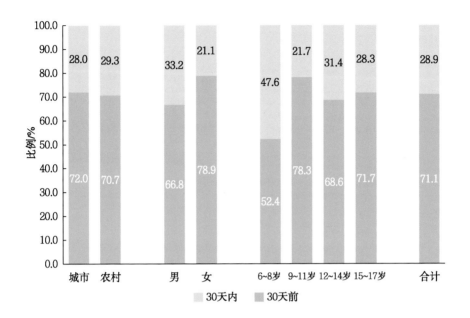

图 6-4　广东省 6~17 岁儿童青少年分地区、年龄、性别最近饮酒情况

表 6-5　广东省 6~17 岁儿童青少年分地区、年龄、性别最近饮酒情况

单位:%

分组	城市			农村			合计		
	男	女	小计	男	女	小计	男	女	合计
30 天内									
6~8 岁	21.7	31.3	25.3	58.7	0.0	55.1	52.0	21.0	47.6
9~11 岁	16.4	15.9	16.2	34.7	5.6	24.0	29.3	8.5	21.7
12~14 岁	25.9	17.3	22.1	39.5	30.7	36.4	35.2	25.2	31.4
15~17 岁	39.3	17.9	31.5	29.3	22.7	27.0	32.2	21.3	28.3
合计	34.3	17.9	28.0	32.7	22.7	29.3	33.2	21.1	28.9

分组	城市			农村			合计		
	男	女	小计	男	女	小计	男	女	合计
30 天前									
6~8 岁	78.3	68.7	74.7	41.3	100.0	44.9	48.0	79.0	52.4
9~11 岁	83.6	84.1	83.8	65.3	94.4	76.0	70.7	91.5	78.3
12~14 岁	74.1	82.7	77.9	60.5	69.3	63.6	64.8	74.8	68.6
15~17 岁	60.7	82.1	68.5	70.7	77.3	73.0	67.8	78.7	71.7
合计	65.7	82.1	72.0	67.3	77.3	70.7	66.8	78.9	71.1

四、小结

1. 广东省 6~17 岁儿童青少年被动吸烟问题严峻,被动吸烟率为 48.6%,农村(51.6%)远高于城市(42.7%);其中有 27.9% 的儿童青少年每天都在遭受二手烟的危害。

2. 儿童青少年平均饮酒率为 22.0%,饮酒率在城乡之间差异较大,农村(23.1%)高于城市(19.9%),且饮酒率随年龄的增长呈显著上升趋势。

(洪晓敏)

第七章　常见健康行为问题

如前所述,吸烟、饮酒、身体活动对人体营养健康产生重要影响,其他相关健康行为问题,如口腔卫生、视力、哮喘、伤害与营养健康也有着密切的关系。

口腔卫生对整体健康有重要影响。不良的口腔卫生习惯会导致细菌和病毒进入血液,增加血栓形成的风险,并可能引起全身性疾病。营养不良或过量摄入都可能导致口腔疾病,如龋齿和牙周病。因此,保持良好的口腔卫生习惯,如定期刷牙和使用漱口水,以及均衡饮食,可以有效预防这些疾病。视力健康与营养密切相关。维生素 A、C、E、锌和 ω-3 脂肪酸等营养素对维持眼睛健康至关重要。哮喘与营养状况紧密相关。研究表明,哮喘患者体内维生素 A 水平显著低于健康人群,维生素 A 对哮喘的气道炎症和免疫功能有积极影响。此外,富含水果、蔬菜和全谷物的饮食有助于预防和控制哮喘症状。高脂膳食可能诱发或加重哮喘,而多不饱和脂肪酸的摄入则可能对缓解哮喘有益。伤害的发生和注意力、反应能力以及营养情况存在密切的关系。科学研究表明,丰富的营养对大脑功能的正常运行至关重要,包括智力、记忆力、行为和注意力等方面。蛋白质、碳水化合物等营养物质也是脑力活动的基础物质。富含 ω-3 脂肪酸、抗氧化剂和植物营养素的食物可以提高记忆力和改善注意力,对伤害发生有一定预防作用。

一、定义

此部分数据均来源于问卷调查,根据调查对象自报获得。

1. 口腔卫生相关定义

（1）含氟牙膏:是指含有氟化物的牙膏。氟化物能有效预防龋齿,增强牙齿抗龋的能力。

（2）牙线:是用尼龙线、丝线或聚酯纤维线来清洁牙的邻面牙菌斑的工具。

（3）窝沟封闭:是指不损伤牙体组织,将窝沟封闭材料涂布于牙冠咬合面、颊舌面的窝沟点隙,当它流入并渗透窝沟后固化变硬,形成一层保护性的屏障覆盖在窝沟上,能够阻止致龋菌及酸性代谢产物对牙体的侵蚀,以达到预防窝沟龋的方法。

2. 视力健康状况相关定义

（1）裸眼视力：是眼睛不借助其他任何辅助物品（如眼镜等），在自然状况下所得的未进行视力纠正的视力水平。用小数记录法进行测定。

（2）视力障碍：是指视力低于正常水平的情况，常表现为近视力或远视力出现不同程度的减退。

（3）视力不良：又称视力低下。参考国家卫生健康委员会（以下简称"国家卫健委"）于 2019 年 10 月发布的《儿童青少年近视防控适宜技术指南》中对于视力不良的定义：根据 GB 11533—2011《标准对数视力表》检查远视力，6 岁以上儿童青少年裸眼视力低于 5.0。其中，视力 4.9 为轻度视力不良，4.6≤视力≤4.8 为中度视力不良，视力≤4.5 为重度视力不良。换算后：6 岁以上儿童青少年裸眼视力低于 1.0 而大于 0.6 为轻度视力不良，0.4≤视力≤0.6 为中度视力不良，视力 <0.4 为重度视力不良。

（4）矫正视力：是眼睛借助其他辅助物品（如眼镜等）或手术治疗后所测量的视力水平。用小数记录法进行测定。

3. 哮喘相关定义

哮喘是由多种细胞以及细胞组分参与的慢性气道炎症性疾病，临床表现为反复发作的喘息、气急，伴或不伴胸闷或咳嗽等症状，同时伴有气道高反应性和可变的气流受阻，随着病程延长可导致气道结构改变，即气道重塑。哮喘是一种异质性疾病，具有不同的临床表型。

4. 伤害相关定义

凡因能量（机械能、热能、化学能等）的传递或干扰超过人体的耐受性造成组织损伤，或窒息导致缺氧影响了正常活动，需要医治或看护，称之为伤害。

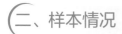

二、样本情况

1. 口腔卫生状况

实际回收调查问卷 3 645 份，口腔部分的有效样本为 3 638 人，有效率为

99.8%,其中城市 2 526 人(男生 1 276 人,女生 1 250 人),约占样本量的 69.4%;农村 1 112 人(男生 558 人,女生 554 人),约占样本量的 30.6%;6~8 岁、9~11 岁、12~14 岁、15~17 岁人群分别有 915 人、1 089 人、904 人、730 人,具体见表 7-1。

表 7-1　广东省 6~17 岁儿童青少年口腔调查对象基本情况

分组	城市		农村		合计	
	调查人数	构成比 /%	调查人数	构成比 /%	调查人数	构成比 /%
性别						
男	1 276	50.5	558	50.2	1 834	50.4
女	1 250	49.5	554	49.8	1 804	49.6
年龄 / 岁						
6~8	628	24.9	287	25.8	915	25.2
9~11	767	30.4	322	29.0	1 089	29.9
12~14	623	24.6	281	25.2	904	24.8
15~17	508	20.1	222	20.0	730	20.1

2. 视力健康状况

实际回收调查问卷 3 645 份,其中视力部分的有效样本为 3 637 人,有效率为 99.8%,其中城市 2 526 人(男生 1 276 人,女生 1 250 人),约占样本量的 69.5%;农村 1 111 人(男生 557 人,女生 554 人),约占样本量的 30.5%;6~8 岁、9~11 岁、12~14 岁、15~17 岁人群分别有 914 人、1 089 人、904 人、730 人,具体见表 7-2。

表 7-2　广东省 6~17 岁儿童青少年视力调查对象基本情况

分组	城市		农村		合计	
	调查人数	构成比 /%	调查人数	构成比 /%	调查人数	构成比 /%
性别						
男	1 276	50.5	557	50.1	1 833	50.4
女	1 250	49.5	554	49.9	1 804	49.6
年龄 / 岁						
6~8	628	24.8	286	25.7	914	25.1
9~11	767	30.4	322	29.0	1 089	29.9
12~14	623	24.7	281	25.3	904	24.9
15~17	508	20.1	222	20.0	730	20.1

3. 哮喘

实际回收调查问卷 3 645 份问卷,其中哮喘部分的有效样本为 3 638 人,有效率为 99.8%,其中城市 2 526 人(男生 1 276 人,女生 1 250 人),约占样本量的 69.4%;农村 1 112 人(男生 558 人,女生 554 人),约占样本量的 30.6%;6~8 岁、9~11 岁、12~14 岁、15~17 岁人群分别有 915 人、1 089 人、904 人、730 人,具体见表 7-3。

表 7-3 广东省 6~17 岁儿童青少年哮喘调查对象基本情况

分组	城市		农村		合计	
	调查人数	构成比 /%	调查人数	构成比 /%	调查人数	构成比 /%
性别						
男	1 276	50.5	558	50.2	1 834	50.4
女	1 250	49.5	554	49.8	1 804	49.6
年龄 / 岁						
6~8	628	24.8	287	25.8	915	25.2
9~11	767	30.4	322	28.9	1 089	29.9
12~14	623	24.7	281	25.3	904	24.8
15~17	508	20.1	222	20.0	730	20.1

4. 伤害

实际回收调查问卷 3 645 份,其中伤害部分的有效样本为 3 638 人,有效率为 99.8%,其中城市 2 526 人(男生 1 276 人,女生 1 250 人),约占样本量的 69.4%;农村 1 112 人(男生 558 人,女生 554 人),约占样本量的 30.6%;6~8 岁、9~11 岁、12~14 岁、15~17 岁人群分别有 915 人、1 089 人、904 人、730 人,具体见表 7-4。

表 7-4 广东省 6~17 岁儿童青少年伤害调查对象基本情况

分组	城市		农村		合计	
	调查人数	构成比 /%	调查人数	构成比 /%	调查人数	构成比 /%
性别						
男	1 276	50.5	558	50.2	1 834	50.4
女	1 250	49.5	554	49.8	1 804	49.6
年龄 / 岁						
6~8	628	24.8	287	25.8	915	25.2
9~11	767	30.4	322	28.9	1 089	29.9
12~14	623	24.7	281	25.3	904	24.8
15~17	508	20.1	222	20.0	730	20.1

三、调查结果

1. 口腔卫生

有效调查样本 3 638 人中,儿童青少年早晨和晚上睡前都刷牙的比例为53.6%,其中城市(63.6%)高于农村(48.4%),女生(60.3%)高于男生(47.9%);随着年龄的增加,早晚都刷牙的比例从 34.5% 上升至 70.6%。

广东省 6~17 岁儿童青少年早晚从不刷牙的比例为 1.3%,其中农村(1.9%)高于城市(0.2%),男生(1.6%)高于女生(1.0%);不同年龄组中以 6~8 岁组比例最高(4.9%)。

广东省 6~17 岁儿童青少年不是每天早晚刷牙的比例为 4.2%,且比例随着年龄增长逐渐降低(从 7.6% 下降至 2.5%),但 15~17 岁年龄组中仍有一定比例不是每天早晚刷牙。详见图 7-1 和表 7-5。

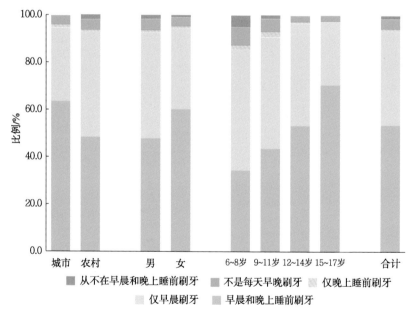

图 7-1　广东省 6~17 岁儿童青少年刷牙习惯

在有效调查样本 3 638 人中,儿童青少年使用含氟牙膏的比例为 29.5%,其中城市(33.7%)高于农村(27.3%),男生(30.8%)高于女生(27.9%);不同年龄组中以 15~17 岁组使用含氟牙膏的比例最高(32.0%)。在不同地区、年龄、性别组当中,农村 6~8 岁女生使用含氟牙膏的的比例最低(14.6%)。详见图 7-2 和表 7-6。

表 7-5　广东省 6~17 岁儿童青少年刷牙习惯

单位:%

分组	城市			农村			合计		
	男	女	小计	男	女	小计	男	女	合计
早晨和晚上睡前刷牙									
6~8 岁	48.9	57.6	52.8	24.5	25.4	24.9	32.7	36.9	34.5
9~11 岁	53.2	56.7	54.7	35.1	39.5	37.1	41.8	45.7	43.6
12~14 岁	60.7	70.5	65.3	38.1	58.0	46.8	45.9	62.6	53.4
15~17 岁	67.3	83.8	75.3	60.2	77.4	68.5	62.5	79.3	70.6
合计	58.6	69.4	63.6	42.4	55.6	48.4	47.9	60.3	53.6
仅早晨刷牙									
6~8 岁	41.2	32.3	37.2	56.8	60.7	58.5	51.5	50.6	51.2
9~11 岁	41.0	38.7	40.0	53.6	48.8	51.3	49.0	45.1	47.2
12~14 岁	35.7	25.6	31.0	58.6	39.2	50.1	50.7	34.2	43.3
15~17 岁	29.0	11.9	20.7	36.2	22.6	29.6	33.9	19.3	26.8
合计	36.0	25.2	31.0	49.3	38.7	44.4	44.8	34.1	39.9
仅晚上睡前刷牙									
6~8 岁	2.7	3.1	2.9	1.8	0.4	1.2	2.1	1.4	1.8
9~11 岁	2.6	1.5	2.1	1.4	3.5	2.4	1.8	2.8	2.3
12~14 岁	1.2	0.8	1.0	0.6	0.5	0.6	0.8	0.6	0.7
15~17 岁	0.1	0.2	0.2	0.0	0.0	0.0	0.0	0.1	0.1
合计	1.5	1.2	1.4	0.8	0.9	0.9	1.0	1.0	1.0
不是每天早晚刷牙									
6~8 岁	5.6	7.0	6.2	8.7	7.9	8.3	7.7	7.5	7.6
9~11 岁	2.7	3.1	2.9	7.7	6.3	7.1	5.8	5.2	5.5
12~14 岁	2.4	3.1	2.7	2.7	2.3	2.5	2.6	2.6	2.6
15~17 岁	3.6	4.1	3.8	3.6	0.0	1.9	3.6	1.3	2.5
合计	3.5	4.2	3.8	5.3	3.3	4.4	4.7	3.6	4.2
从不在早晨和晚上睡前刷牙									
6~8 岁	1.6	0.0	0.9	8.2	5.6	7.1	6.0	3.6	4.9
9~11 岁	0.5	0.0	0.3	2.2	1.9	2.1	1.6	1.2	1.4
12~14 岁	0.0	0.0	0.0	0.0	0.0	0.0	0.0	0.0	0.0
15~17 岁	0.0	0.0	0.0	0.0	0.0	0.0	0.0	0.0	0.0
合计	0.4	0.0	0.2	2.2	1.5	1.9	1.6	1.0	1.3

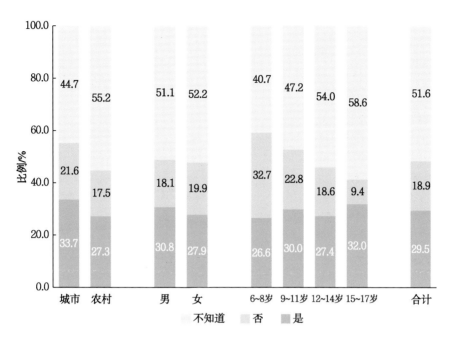

图 7-2　广东省 6~17 岁儿童青少年使用含氟牙膏情况

表 7-6　广东省 6~17 岁儿童青少年使用含氟牙膏情况

单位:%

分组	城市			农村			合计		
	男	女	小计	男	女	小计	男	女	合计
是									
6~8 岁	41.5	37.9	39.8	22.7	14.6	19.2	29.3	23.3	26.6
9~11 岁	34.8	31.8	33.4	29.1	26.7	28.0	31.3	28.6	30.0
12~14 岁	30.5	27.7	29.2	28.6	23.7	26.5	29.3	25.1	27.4
15~17 岁	34.3	32.0	33.2	31.6	31.2	31.4	32.4	31.5	32.0
合计	35.0	32.1	33.7	28.6	25.7	27.3	30.8	27.9	29.5
否									
6~8 岁	27.1	27.6	27.3	36.4	34.7	35.7	33.1	32.1	32.7
9~11 岁	29.0	28.0	28.5	18.3	20.6	19.4	22.3	23.3	22.8
12~14 岁	19.3	12.6	16.2	17.9	22.6	19.9	18.4	18.9	18.6
15~17 岁	17.0	16.9	16.9	1.7	10.5	6.0	6.5	12.5	9.4
合计	22.5	20.6	21.6	15.8	19.5	17.5	18.1	19.9	18.9

分组	城市			农村			合计		
	男	女	小计	男	女	小计	男	女	合计
不知道									
6~8 岁	31.4	34.5	32.9	40.9	50.7	45.1	37.6	44.6	40.7
9~11 岁	36.2	40.2	38.1	52.6	52.7	52.6	46.4	48.1	47.2
12~14 岁	50.2	59.7	54.6	53.5	53.7	53.6	52.3	56.0	54.0
15~17 岁	48.7	51.1	49.9	66.7	58.3	62.6	61.1	56.0	58.6
合计	42.5	47.3	44.7	55.6	54.8	55.2	51.1	52.2	51.6

有效调查样本 3 638 人中,儿童青少年使用牙线的比例为 3.9%,其中城市(6.9%)高于农村(2.3%),男生(4.2%)高于女生(3.5%);不同年龄组中以 15~17 岁组使用牙线的比例最高(5.2%),6~8 岁组最低(1.6%)。在不同地区、年龄、性别组当中,农村 6~8 岁男生使用牙线的比例最低(0.6%)。详见图 7-3 和表 7-7。

有效调查样本 3 638 人中,儿童青少年做过窝沟封闭的比例为 5.4%,没有做过窝沟封闭的比例为 71.3%,不知道窝沟封闭的比例为 23.3%。

做过窝沟封闭的儿童青少年中,城市占比(12.2%)高于农村(1.9%),女生

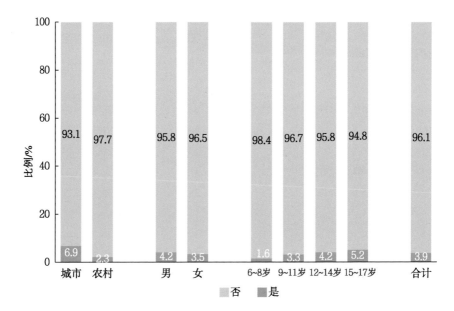

图 7-3 广东省 6~17 岁儿童青少年使用牙线情况

占比（5.8%）高于男生（5.1%）；不同年龄组中以 9~11 岁组做过窝沟封闭的比例最高（7.0%）；在不同地区、年龄、性别组中，农村 6~8 岁和 12~14 岁女生做过窝沟封闭的比例最低（均为 0.0%）。详见图 7-4 和表 7-8。

表 7-7　广东省 6~17 岁儿童青少年使用牙线情况

单位：%

分组	城市			农村			合计		
	男	女	小计	男	女	小计	男	女	合计
是									
6~8 岁	2.6	4.3	3.4	0.6	0.7	0.6	1.3	2.0	1.6
9~11 岁	5.5	4.8	5.2	3.0	1.4	2.2	3.9	2.6	3.3
12~14 岁	8.4	6.1	7.3	2.9	2.0	2.5	4.8	3.5	4.2
15~17 岁	10.4	9.7	10.0	3.6	2.4	3.0	5.7	4.7	5.2
合计	7.1	6.7	6.9	2.7	1.8	2.3	4.2	3.5	3.9
否									
6~8 岁	97.4	95.7	96.6	99.4	99.3	99.4	98.7	98.0	98.4
9~11 岁	94.5	95.2	94.8	97.0	98.6	97.8	96.1	97.4	96.7
12~14 岁	91.6	93.9	92.7	97.1	98.0	97.5	95.2	96.5	95.8
15~17 岁	89.6	90.3	90.0	96.4	97.6	97.0	94.3	95.3	94.8
合计	92.9	93.3	93.1	97.3	98.2	97.7	95.8	96.5	96.1

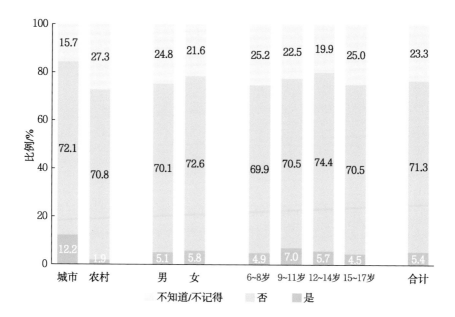

图 7-4　广东省 6~17 岁儿童青少年做过窝沟封闭情况

表7-8　广东省6~17岁儿童青少年做过窝沟封闭情况

单位:%

分组	城市			农村			合计		
	男	女	小计	男	女	小计	男	女	合计
是									
6~8 岁	14.0	13.3	13.7	0.5	0.0	0.3	5.0	4.8	4.9
9~11 岁	16.5	16.9	16.7	1.3	1.6	1.4	6.9	7.1	7.0
12~14 岁	13.7	14.6	14.1	2.0	0.0	1.1	6.0	5.4	5.7
15~17 岁	2.8	10.6	6.6	3.5	3.5	3.5	3.3	5.8	4.5
合计	11.0	13.5	12.2	2.1	1.7	1.9	5.1	5.8	5.4
否									
6~8 岁	75.6	78.0	76.7	66.1	66.6	66.3	69.3	70.7	69.9
9~11 岁	69.0	71.6	70.1	70.3	71.1	70.7	69.8	71.3	70.5
12~14 岁	70.6	72.1	71.3	76.1	76.0	76.1	74.3	74.5	74.4
15~17 岁	72.0	70.7	71.3	66.2	74.5	70.2	68.0	73.2	70.5
合计	71.7	72.7	72.1	69.2	72.6	70.8	70.1	72.6	71.3
不知道/不记得									
6~8 岁	10.4	8.7	9.6	33.4	33.4	33.4	25.7	24.5	25.2
9~11 岁	14.5	11.5	13.2	28.4	27.3	27.9	23.3	21.6	22.5
12~14 岁	15.7	13.3	14.6	21.9	24.0	22.8	19.7	20.1	19.9
15~17 岁	25.2	18.7	22.1	30.3	22.0	26.3	28.7	21.0	25.0
合计	17.3	13.8	15.7	28.7	25.7	27.3	24.8	21.6	23.3

2. 视力

在可明确回答裸眼视力的1 981名儿童青少年中,轻度视力不良的比例为6.1%,其中城市(9.5%)高于农村(4.8%),女生(7.1%)高于男生(5.3%);随着年龄的增加,轻度视力不良的比例从0.9%上升至9.1%。

广东省6~17岁儿童青少年中度视力不良的比例为12.5%,其中城市(13.3%)略高于农村(12.2%),女生(13.1%)略高于男生(12.0%);随着年龄的增加,中度视力不良的比例从1.2%上升至17.1%。

广东省 6~17 岁儿童青少年重度视力不良的比例为 18.3%,其中农村
(18.8%)高于城市(17.1%),女生(21.3%)高于男生(15.8%);随着年龄的增加,
重度视力不良的比例从 0.2% 上升至 36.5%。详见图 7-5 和表 7-9。

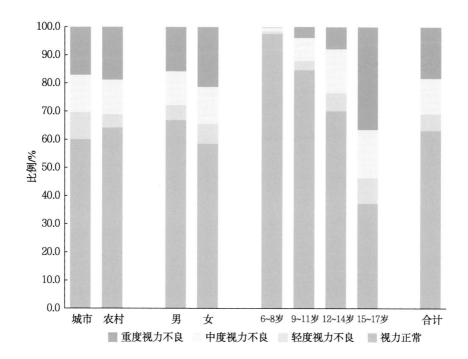

图 7-5　广东省 6~17 岁儿童青少年裸眼视力情况

表 7-9　广东省 6~17 岁儿童青少年裸眼视力情况

单位:%

分组	城市			农村			合计		
	男	女	合计	男	女	合计	男	女	合计
视力正常									
6~8 岁	94.9	94.7	94.8	100.0	97.0	98.8	98.6	96.3	97.7
9~11 岁	82.8	80.9	81.9	86.1	85.9	85.9	85.0	84.3	84.6
12~14 岁	61.8	51.7	57.3	79.6	70.6	75.5	74.2	65.4	70.2
15~17 岁	41.1	33.3	37.3	42.6	31.0	37.3	42.3	31.6	37.3
合计	63.2	56.4	60.1	68.3	59.4	64.2	66.9	58.5	63.1

分组	城市			农村			合计		
	男	女	合计	男	女	合计	男	女	合计
轻度视力不良									
6~8 岁	1.4	3.8	2.5	0.0	0.7	0.3	0.4	1.7	0.9
9~11 岁	5.5	7.3	6.3	1.3	2.8	2.0	2.6	4.3	3.4
12~14 岁	12.4	7.2	10.2	4.6	5.1	4.8	6.9	5.7	6.4
15~17 岁	10.6	16.3	13.4	6.5	8.8	7.5	7.5	10.9	9.1
合计	8.5	10.6	9.5	4.0	5.7	4.8	5.3	7.1	6.1
中度视力不良									
6~8 岁	2.2	1.5	1.9	0.0	2.3	0.9	0.6	2.0	1.2
9~11 岁	8.0	6.4	7.3	10.7	5.7	8.5	9.9	5.9	8.1
12~14 岁	14.1	24.6	18.7	11.5	17.6	14.3	12.3	19.5	15.6
15~17 岁	19.7	15.8	17.8	16.7	17.0	16.8	17.5	16.6	17.1
合计	13.2	13.6	13.3	11.6	12.9	12.2	12.0	13.1	12.5
重度视力不良									
6~8 岁	1.5	0.0	0.8	0.0	0.0	0.0	0.4	0.0	0.2
9~11 岁	3.7	5.4	4.5	1.9	5.6	3.6	2.5	5.5	3.9
12~14 岁	11.7	16.5	13.8	4.3	6.7	5.4	6.6	9.4	7.8
15~17 岁	28.6	34.6	31.5	34.2	43.2	38.4	32.7	40.9	36.5
合计	15.1	19.4	17.1	16.1	22.0	18.8	15.8	21.3	18.3

　　根据问卷调查是否有视力障碍来判断近视情况,得到的有效调查样本为 3 637 人。结果发现,儿童青少年的平均近视患病率为 33.7%,其中城市(36.1%)高于农村(32.4%),女生(38.9%)高于男生(29.2%);不同年龄组中,随着年龄的增加,近视患病率从 1.5% 上升至 62.9%。详见图 7-6 和表 7-10。

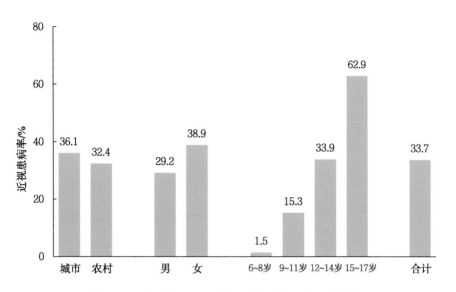

图 7-6　广东省 6~17 岁儿童青少年近视患病率

表 7-10　广东省 6~17 岁儿童青少年近视患病率

性别	年龄组 / 岁	城市 /%	农村 /%	合计 /%
男	6~8	4.6	0.4	1.8
	9~11	16.5	15.1	15.6
	12~14	42.0	19.4	27.2
	15~17	54.3	57.0	56.2
	小计	32.0	27.8	29.2
女	6~8	0.6	1.2	1.0
	9~11	19.0	12.6	15.0
	12~14	57.1	33.6	42.2
	15~17	68.2	70.8	70.0
	小计	40.9	37.8	38.9
合计	6~8	2.8	0.8	1.5
	9~11	17.6	14.0	15.3
	12~14	49.0	25.6	33.9
	15~17	61.0	63.7	62.9
	合计	36.1	32.4	33.7

3. 哮喘

有效调查样本 3 638 人中,儿童青少年哮喘患病率为 1.2%,其中城市占比(1.5%)高于农村(1.1%);男女相当(1.2%);在不同地区、年龄、性别组中,农村15~17 岁男生哮喘的比例最高(2.5%)。详见图 7-7 和表 7-11。

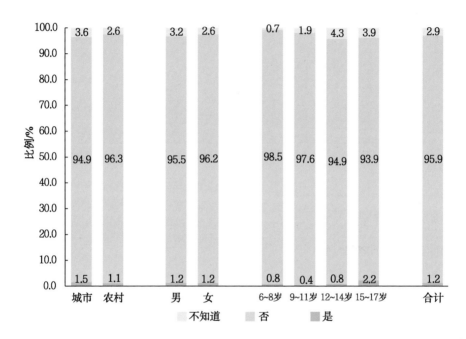

图 7-7 广东省 6~17 岁儿童青少年哮喘情况

表 7-11 广东省 6~17 岁儿童青少年哮喘情况

单位:%

分组	城市			农村			合计		
	男	女	小计	男	女	小计	男	女	合计
是									
6~8 岁	2.4	1.4	2.0	0.0	0.4	0.2	0.8	0.8	0.8
9~11 岁	1.5	0.8	1.2	0.0	0.0	0.0	0.5	0.3	0.4
12~14 岁	1.1	1.0	1.1	0.0	1.5	0.7	0.4	1.3	0.8
15~17 岁	2.4	0.9	1.6	2.5	2.4	2.5	2.5	1.9	2.2
合计	1.9	1.0	1.5	0.9	1.3	1.1	1.2	1.2	1.2
否									
6~8 岁	96.5	97.5	96.9	99.4	99.2	99.3	98.5	98.5	98.5

分组	城市			农村			合计		
	男	女	小计	男	女	小计	男	女	合计
9~11 岁	96.3	97.6	96.9	98.7	97.3	98.0	97.9	97.4	97.7
12~14 岁	92.6	95.1	93.7	97.4	93.0	95.4	95.7	93.8	94.9
15~17 岁	91.7	94.7	93.2	92.4	96.2	94.2	92.1	95.8	93.9
合计	94.0	96.0	94.9	96.3	96.4	96.3	95.6	96.2	95.9
不知道									
6~8 岁	1.1	1.1	1.1	0.6	0.4	0.5	0.7	0.7	0.7
9~11 岁	2.2	1.6	1.9	1.3	2.7	2.0	1.6	2.3	1.9
12~14 岁	6.3	3.9	5.2	2.6	5.5	3.9	3.9	4.9	4.3
15~17 岁	5.9	4.4	5.2	5.1	1.4	3.3	5.4	2.3	3.9
合计	4.1	3.0	3.6	2.8	2.3	2.6	3.2	2.6	2.9

4. 伤害

有效调查样本 3 638 人中,儿童青少年发生过伤害的比例为 10.4%,其中农村(10.8%)高于城市(9.6%),男生(12.5%)高于女生(7.9%);在不同地区、年龄、性别组中,农村 12~14 岁男生伤害的比例最高(16.6%)。详见图 7-8 和表 7-12。

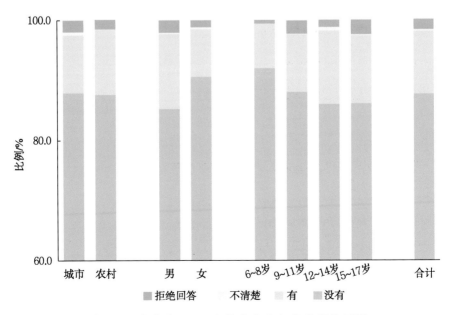

图 7-8 广东省 6~17 岁儿童青少年伤害发生情况

表 7-12　广东省 6~17 岁儿童青少年伤害发生情况

单位:%

分组	城市			农村			合计		
	男	女	小计	男	女	小计	男	女	合计
没有									
6~8 岁	92.5	93.2	92.8	90.1	93.5	91.5	90.9	93.4	92.0
9~11 岁	87.5	91.7	89.3	84.5	90.3	87.2	85.6	90.7	88.1
12~14 岁	83.0	90.7	86.6	82.8	89.4	85.6	83.0	89.9	86.0
15~17 岁	83.2	86.1	84.6	82.7	91.0	86.7	82.8	89.5	86.1
合计	86.2	89.9	87.9	84.6	91.1	87.5	85.2	90.6	87.6
有									
6~8 岁	6.6	6.8	6.7	8.9	6.5	7.9	8.1	6.6	7.4
9~11 岁	10.7	7.1	9.1	12.0	7.5	9.9	11.5	7.4	9.6
12~14 岁	14.3	6.4	10.7	16.6	8.4	13.1	15.8	7.7	12.2
15~17 岁	11.5	10.6	11.0	14.5	8.3	11.5	13.5	9.0	11.3
合计	10.9	8.1	9.6	13.3	7.8	10.8	12.5	7.9	10.4
不清楚									
6~8 岁	0.0	0.0	0.0	0.0	0.0	0.0	0.0	0.0	0.0
9~11 岁	0.5	0.2	0.4	0.0	0.0	0.0	0.2	0.1	0.1
12~14 岁	0.7	1.0	0.8	0.0	1.2	0.5	0.2	1.1	0.6
15~17 岁	1.1	0.4	0.8	0.0	0.0	0.0	0.4	0.1	0.2
合计	0.6	0.4	0.5	0.0	0.2	0.1	0.2	0.3	0.3
拒绝回答									
6~8 岁	0.9	0.0	0.5	1.0	0.0	0.6	1.0	0.0	0.6
9~11 岁	1.3	1.0	1.2	3.5	2.2	2.9	2.7	1.8	2.2
12~14 岁	2.0	1.9	1.9	0.6	1.0	0.8	1.0	1.3	1.2
15~17 岁	4.2	2.9	3.6	2.8	0.7	1.8	3.3	1.4	2.4
合计	2.3	1.6	2.0	2.1	0.9	1.6	2.1	1.2	1.7

　　过去 30 天内曾经步行的 3 268 人中,儿童青少年闯红灯、乱穿马路的比例为 3.4%,其中农村(3.6%)高于城市(3.1%),男生(4.9%)高于女生(1.7%);在不同地区、年龄、性别组中,农村 15~17 岁男生闯红灯、乱穿马路的比例最高(13.6%)。详见表 7-13。

表 7-13　广东省 6~17 岁儿童青少年闯红灯、乱穿马路情况

性别	年龄组 / 岁	城市 /%	农村 /%	合计 /%
男	6~8	1.0	0.0	0.3
	9~11	0.7	1.2	1.0
	12~14	5.0	3.8	4.2
	15~17	5.4	13.6	10.9
	小计	3.3	5.7	4.9
女	6~8	1.1	0.0	0.4
	9~11	2.2	0.0	0.8
	12~14	2.9	0.0	1.1
	15~17	4.2	2.9	3.3
	小计	2.9	1.2	1.7
合计	6~8	1.1	0.0	0.4
	9~11	1.4	0.7	0.9
	12~14	4.0	2.2	2.8
	15~17	4.8	8.3	7.1
	合计	3.1	3.6	3.4

过去 30 天内曾经步行的 3 268 名儿童青少年中,过马路不走斑马线 / 过街天桥 / 地下通道的比例为 6.9%,其中农村(7.7%)高于城市(5.3%),男生(8.4%)高于女生(5.0%);在不同地区、年龄、性别组中,农村 15~17 岁男生过马路不走斑马线 / 过街天桥 / 地下通道的比例最高(19.7%)。详见表 7-14。

过去 30 天曾步行过的 3 268 名儿童青少年中,翻越隔离护栏的比例为 1.0%,其中农村(1.1%)高于城市(0.8%),男生(1.8%)高于女生(0.2%);在不同地区、年龄、性别组中,农村 15~17 岁男生翻越隔离护栏的比例最高(3.7%)。详见表 7-15。

过去 30 天曾步行过的 3 268 名儿童青少年中,步行时使用手机(打电话等)或耳机(听音乐等)的比例为 27.3%,其中城市(37.8%)高于农村(21.8%),女生(27.5%)略高于男生(27.2%);在不同地区、年龄、性别组中,城市 15~17 岁女生步行时使用手机(打电话等)或耳机(听音乐等)的比例最高,为 65.9%。详见表 7-16。

第
二
部
分

膳食营养与生活方式

表 7-14　广东省 6~17 岁儿童青少年过马路不走斑马线 / 过街天桥 / 地下通道情况

性别	年龄组 / 岁	城市 /%	农村 /%	合计 /%
男	6~8	2.6	2.8	2.8
	9~11	2.8	3.0	2.9
	12~14	5.7	8.6	7.6
	15~17	9.2	19.7	16.2
	小计	5.5	9.9	8.4
女	6~8	2.3	1.6	1.8
	9~11	3.3	2.4	2.7
	12~14	5.3	3.1	3.9
	15~17	7.2	9.3	8.6
	小计	4.9	5.1	5.0
合计	6~8	2.5	2.3	2.4
	9~11	3.0	2.7	2.8
	12~14	5.5	6.2	6.0
	15~17	8.2	14.5	12.4
	合计	5.3	7.7	6.9

表 7-15　广东省 6~17 岁儿童青少年翻越隔离护栏情况

性别	年龄组 / 岁	城市 /%	农村 /%	合计 /%
男	6~8	0.8	2.6	2.0
	9~11	0.7	0.0	0.2
	12~14	2.4	0.6	1.2
	15~17	1.7	3.7	3.0
	小计	1.4	1.9	1.8
女	6~8	0.0	0.5	0.3
	9~11	0.1	0.0	0.0
	12~14	0.0	0.6	0.4
	15~17	0.1	0.0	0.0
	小计	0.1	0.2	0.2
合计	6~8	0.4	1.7	1.2
	9~11	0.4	0.0	0.2
	12~14	1.3	0.6	0.8
	15~17	0.9	1.9	1.6
	合计	0.8	1.1	1.0

表7-16 广东省6~17岁儿童青少年步行时使用手机或耳机情况

性别	年龄组/岁	城市/%	农村/%	合计/%
男	6~8	9.7	3.7	5.7
	9~11	19.2	6.5	11.0
	12~14	38.5	16.9	24.4
	15~17	63.2	48.2	53.2
	小计	36.2	22.4	27.2
女	6~8	14.8	1.8	6.5
	9~11	21.1	7.1	12.1
	12~14	38.6	20.0	26.9
	15~17	65.9	38.2	47.2
	小计	39.7	21.1	27.5
合计	6~8	12.1	2.9	6.1
	9~11	20.1	6.8	11.5
	12~14	38.5	18.3	25.5
	15~17	64.5	43.2	50.2
	合计	37.8	21.8	27.3

过去30天曾步行过的3 268名儿童青少年中,步行时穿戴颜色鲜亮或有反光作用的衣帽或背此类型书包等的比例为7.2%,其中城市(12.7%)高于农村(4.3%),男生(7.8%)高于女生(6.5%);在不同地区、年龄、性别组中,城市6~8岁男生步行时穿戴颜色鲜亮或有反光作用的衣帽,或背此类型书包等的比例最高(17.2%)。详见表7-17。

过去30天乘坐小汽车的6~14岁儿童青少年中,安全带和安全座椅都没用过的比例为37.9%,其中农村(43.8%)高于城市(27.4%),女生(39.3%)高于男生(36.8%);在不同地区、年龄、性别组中,农村12~14岁女生没有用过安全带和安全座椅的比例最高(60.8%),其次是农村6~8岁女生(47.5%)和9~11岁女生(44.2%)。详见图7-9和表7-18。

过去30天乘坐小汽车的6~14岁儿童青少年中,从不使用安全带的比例为26.3%,其中农村(29.3%)高于城市(22.2%),女生(26.4%)略高于男生(26.3%);在不同地区、年龄、性别组中,农村6~8岁男生从不使用安全带的比例最高(35.0%),其次为农村6~8岁女生(32.8%)。详见图7-10和表7-19。

表 7-17 广东省 6~17 岁儿童青少年步行时穿戴颜色鲜亮或有反光作用的衣帽或背此类型书包等情况

性别	年龄组 / 岁	城市 /%	农村 /%	合计 /%
男	6~8	17.2	5.9	9.6
	9~11	14.9	1.3	6.2
	12~14	10.3	3.0	5.5
	15~17	13.4	7.4	9.4
	小计	13.8	4.7	7.8
女	6~8	12.7	4.4	7.4
	9~11	12.4	1.6	5.5
	12~14	7.9	1.1	3.7
	15~17	12.8	6.3	8.4
	小计	11.6	3.8	6.5
合计	6~8	15.1	5.2	8.7
	9~11	13.8	1.4	5.9
	12~14	9.2	2.2	4.7
	15~17	13.1	6.8	8.9
	合计	12.7	4.3	7.2

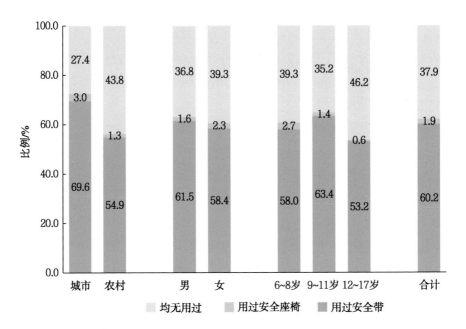

图 7-9 广东省 6~14 岁儿童青少年使用安全带 / 儿童座椅情况

表 7-18　广东省 6~14 岁儿童青少年使用安全带 / 儿童座椅情况

单位:%

分组	城市			农村			合计		
	男	女	小计	男	女	小计	男	女	合计
用过安全带									
6~8 岁	66.8	66.2	66.5	56.0	50.0	53.5	59.6	55.8	58.0
9~11 岁	70.0	74.0	71.8	61.9	54.4	58.5	65.0	61.5	63.4
12~14 岁	67.9	78.0	71.9	44.6	39.2	42.4	53.2	53.2	53.2
合计	68.4	71.0	69.6	57.8	51.3	54.9	61.6	58.4	60.2
用过安全座椅									
6~8 岁	5.1	3.8	4.5	1.2	2.5	1.7	2.5	3.0	2.7
9~11 岁	1.6	2.5	2.0	0.9	1.4	1.1	1.1	1.8	1.4
12~14 岁	0.5	3.6	1.8	0.0	0.0	0.0	0.2	1.3	0.6
合计	3.0	3.1	3.0	0.9	1.8	1.3	1.6	2.3	1.9
均无用过									
6~8 岁	28.1	30.0	29.0	42.8	47.5	44.8	37.9	41.2	39.3
9~11 岁	28.4	23.5	26.2	37.2	44.2	40.4	33.9	36.7	35.2
12~14 岁	31.6	18.4	26.3	55.4	60.8	57.6	46.6	45.5	46.2
合计	28.6	25.9	27.4	41.3	46.9	43.8	36.8	39.3	37.9

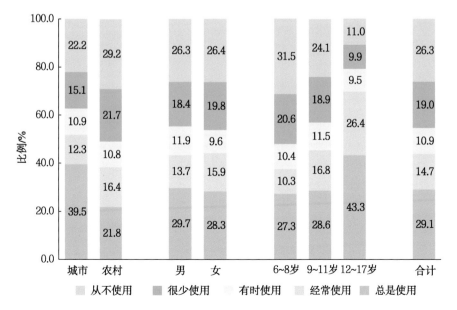

图 7-10　广东省 6~14 岁儿童青少年使用安全带情况

表 7-19　广东省 6~14 岁儿童青少年使用安全带情况

单位:%

分组	城市			农村			合计		
	男	女	小计	男	女	小计	男	女	合计
总是使用									
6~8 岁	36.8	34.9	35.9	21.3	22.1	21.6	27.1	27.5	27.3
9~11 岁	44.8	36.5	41.0	20.2	19.5	19.9	30.0	26.9	28.7
12~14 岁	54.9	38.6	47.7	33.2	48.0	38.8	43.4	43.1	43.2
合计	42.4	36.0	39.5	21.5	22.2	21.8	29.7	28.3	29.1
经常使用									
6~8 岁	10.4	10.9	10.6	9.8	10.5	10.1	10.0	10.7	10.3
9~11 岁	12.2	12.7	12.4	16.9	23.9	19.9	15.0	19.0	16.8
12~14 岁	13.1	28.0	19.7	39.6	22.4	33.0	27.1	25.4	26.4
合计	11.5	13.2	12.3	15.2	18.1	16.4	13.7	15.9	14.7
有时使用									
6~8 岁	12.1	5.2	9.0	11.8	10.4	11.3	11.9	8.2	10.4
9~11 岁	11.9	15.2	13.4	12.1	7.7	10.2	12.0	11.0	11.5
12~14 岁	3.7	9.0	6.0	16.7	6.8	12.9	10.6	7.9	9.5
合计	11.2	10.6	10.9	12.2	8.8	10.8	11.9	9.6	10.9
很少使用									
6~8 岁	15.4	18.9	17.0	22.1	24.2	22.9	19.6	22.0	20.6
9~11 岁	13.0	15.6	14.2	22.8	21.5	22.2	18.9	18.9	18.9
12~14 岁	11.7	9.6	10.8	4.7	15.9	9.0	8.0	12.5	9.9
合计	13.9	16.5	15.1	21.3	22.4	21.7	18.4	19.8	19.0
从不使用									
6~8 岁	25.3	30.1	27.5	35.0	32.8	34.1	31.4	31.6	31.4
9~11 岁	18.1	20.0	19.0	28.0	27.4	27.8	24.1	24.2	24.1
12~14 岁	16.6	14.8	15.8	5.8	6.9	6.3	10.9	11.1	11.0
合计	21.0	23.7	22.2	29.8	28.5	29.3	26.3	26.4	26.3

过去 30 天乘坐小汽车的 6~14 岁儿童青少年中,从不使用儿童座椅的比例为 38.5%,在不使用儿童座椅的儿童青少年中,城市(42.3%)高于农村(33.3%),男生(41.6%)高于女生(35.4%);在不同地区、年龄、性别组中,城市 12~14 岁女生从不使用安全座椅的比例最高(79.4%),其次为城市 9~11 岁男生(59.0%)和 6~8 岁女生(55.3%)。详见图 7-11 和表 7-20。

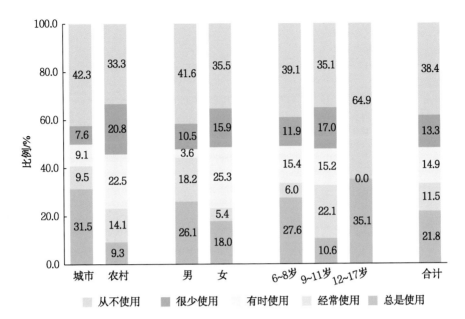

图 7-11　广东省 6~14 岁儿童青少年使用儿童座椅情况

表 7-20　广东省 6~14 岁儿童青少年使用儿童座椅情况

单位:%

分组	城市			农村			合计		
	男	女	小计	男	女	小计	男	女	合计
总是使用									
6~8 岁	47.0	19.9	36.6	0.0	24.7	15.3	32.4	22.5	27.6
9~11 岁	20.1	21.1	20.7	0.0	0.0	0.0	10.4	10.8	10.6
12~14 岁	100.0	20.6	35.1	0.0	0.0	0.0	100.0	20.6	35.1
合计	40.9	20.5	31.5	0.0	15.5	9.3	26.1	18.0	21.8
经常使用									
6~8 岁	16.9	0.0	10.4	0.0	0.0	0.0	11.6	0.0	6.0
9~11 岁	20.9	0.0	9.1	45.4	28.8	35.9	32.8	14.1	22.1
12~14 岁	0.0	0.0	0.0	0.0	0.0	0.0	0.0	0.0	0.0
合计	17.7	0.0	9.5	19.1	10.8	14.1	18.2	5.4	11.5
有时使用									
6~8 岁	7.8	7.5	7.7	0.0	41.9	26.0	5.4	26.2	15.4
9~11 岁	0.0	23.7	13.4	0.0	29.7	17.0	0.0	26.7	15.2
12~14 岁	0.0	0.0	0.0	0.0	0.0	0.0	0.0	0.0	0.0
合计	5.7	13.2	9.1	0.0	37.2	22.5	3.6	25.3	14.9

分组	城市			农村			合计		
	男	女	小计	男	女	小计	男	女	合计
很少使用									
6~8 岁	0.0	17.3	6.6	50.0	0.0	19.0	15.6	7.9	11.9
9~11 岁	0.0	18.7	10.6	0.0	41.5	23.7	0.0	29.7	17.0
12~14 岁	0.0	0.0	0.0	0.0	0.0	0.0	0.0	0.0	0.0
合计	0.0	16.3	7.6	28.9	15.5	20.8	10.5	15.9	13.3
从不使用									
6~8 岁	28.3	55.3	38.7	50.0	33.4	39.7	35.0	43.4	39.1
9~11 岁	59.0	36.5	46.2	54.6	0.0	23.4	56.8	18.7	35.1
12~14 岁	0.0	79.4	64.9	0.0	0.0	0.0	0.0	79.4	64.9
合计	35.7	50.0	42.3	52.0	21.0	33.3	41.6	35.4	38.5

有效调查样本 3 638 人中,过去 12 个月去过没有安全措施(救生员 / 救生设备)的地方游泳的比例为 48.9%,其中去过 1 次的比例为 3.2%,去过 2~3 次的比例为 5.6%,去过 4~5 次的比例为 1.3%,去过 6 次及以上的比例为 3.3%。

去过 6 次及以上的儿童青少年中,城乡占比分别为 2.0% 和 3.9%,农村高于城市;男女生占比分别是 4.4% 和 1.9%,男生高于女生;在不同地区、年龄、性别组中,农村 12~14 岁男生去过 6 次及以上的比例最高(7.2%),其次为农村 9~11 岁男生(5.4%)。详见图 7-12 和表 7-21。

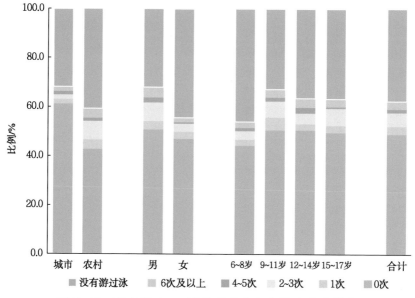

图 7-12　广东省 6~17 岁儿童青少年在没有安全措施
(救生员 / 救生设备)的地方游泳情况

表 7-21　广东省 6~17 岁儿童青少年在没有安全措施
（救生员 / 救生设备）的地方游泳情况

单位:%

分组	城市			农村			合计		
	男	女	合计	男	女	合计	男	女	合计
0 次									
6~8 岁	61.2	62.6	61.8	32.5	38.5	35.1	42.1	47.1	44.3
9~11 岁	72.0	66.2	69.3	41.0	38.2	39.7	52.4	48.4	50.6
12~14 岁	59.1	58.0	58.6	45.9	46.8	46.4	50.4	51.0	50.6
15~17 岁	53.2	60.1	56.6	56.0	36.2	46.4	55.1	43.7	49.6
合计	60.7	61.5	61.2	45.5	39.3	42.7	50.7	47.0	48.9
1 次									
6~8 岁	2.7	1.1	2.0	3.7	1.2	2.6	3.3	1.2	2.4
9~11 岁	1.4	2.0	1.7	6.7	7.8	7.2	4.7	5.7	5.2
12~14 岁	2.6	0.8	1.8	3.0	2.9	2.9	2.9	2.1	2.5
15~17 岁	2.3	2.1	2.2	3.4	3.1	3.2	3.1	2.8	2.9
合计	2.2	1.6	1.9	4.1	3.7	3.9	3.4	2.9	3.2
2~3 次									
6~8 岁	0.9	2.2	1.5	6.7	1.7	4.5	4.7	1.8	3.5
9~11 岁	1.1	3.2	2.0	12.2	5.4	9.1	8.1	4.6	6.5
12~14 岁	2.3	1.7	2.0	8.8	1.6	5.6	6.6	1.6	4.4
15~17 岁	1.5	1.9	1.7	13.4	5.1	9.4	9.7	4.1	7.0
合计	1.5	2.2	1.8	10.7	3.8	7.5	7.6	3.3	5.6
4~5 次									
6~8 岁	0.7	0.7	0.7	2.2	0.6	1.5	1.7	0.7	1.2
9~11 岁	1.2	1.0	1.1	2.9	0.4	1.7	2.3	0.6	1.5
12~14 岁	2.1	3.2	2.6	3.5	0.0	2.0	3.0	1.2	2.2
15~17 岁	1.8	0.2	1.0	0.6	0.0	0.3	0.9	0.1	0.5
合计	1.5	1.2	1.3	2.1	0.2	1.2	1.9	0.5	1.3
6 次及以上									
6~8 岁	2.3	1.2	1.8	4.3	0.8	2.8	3.7	1.0	2.5
9~11 岁	1.8	3.7	2.7	5.4	2.0	3.8	4.1	2.6	3.4
12~14 岁	1.5	1.5	1.5	7.2	2.2	5.0	5.2	1.9	3.8
15~17 岁	3.1	1.1	2.1	5.3	2.4	3.9	4.6	2.0	3.3
合计	2.3	1.8	2.0	5.6	2.0	3.9	4.4	1.9	3.3

分组	城市			农村			合计		
	男	女	合计	男	女	合计	男	女	合计
没有游过泳									
6~8 岁	32.2	32.2	32.2	50.6	57.2	53.5	44.5	48.2	46.1
9~11 岁	22.5	23.9	23.2	31.8	46.2	38.5	28.4	38.1	32.8
12~14 岁	32.4	34.8	33.5	31.6	46.5	38.1	31.9	42.2	36.5
15~17 岁	38.1	34.6	36.4	21.3	53.2	36.8	26.6	47.3	36.7
合计	31.8	31.7	31.8	32.0	51.0	40.8	32.0	44.4	37.7

四、小结

1. 广东省 6~17 岁儿童青少年早晨和晚上睡前都刷牙的比例为 53.6%,并随着年龄增长,比例不断升高。使用含氟牙膏的比例为 29.5%,使用牙线和做过窝沟封闭的比例较低,分别为 3.9% 和 5.4%。

2. 广东省 6~17 岁儿童青少年近视患病率为 33.7%,随着年龄的增加,近视患病率从 1.5% 上升至 62.9%。

3. 广东省 6~17 岁儿童青少年发生过伤害的比例为 10.4%。闯红灯、乱穿马路的比例为 3.4%,过马路不走斑马线 / 过街天桥 / 地下通道的比例为 6.9%;从不使用安全带的 6~14 岁儿童青少年的比例为 26.3%。

(马景泰　彭接文)

第三部分

健 康 状 况

第八章　体格和营养状况

一、定义

参考国家卫生和计划生育委员会(现为国家卫生健康委员会)于 2014 年 6 月发布的 WS/T 456—2014《学龄儿童青少年营养不良筛查》,按照中国 6~17 岁学龄儿童青少年分性别和年龄别身高筛查生长迟滞界值点和计算年龄别体重指数(body mass index,BMI)筛查消瘦点,评价 6~17 岁儿童青少年营养不良状况。

体重指数是体重(kg)除以身高(m)的平方。计算公式:BMI= 体重(kg)/身高 ^{2}(m ^{2})。

1. 生长迟滞

生长迟滞即儿童身高低于年龄别身高界值点,该指标反映儿童过去长期或慢性营养不良状况。

2. 消瘦

消瘦即儿童 BMI 值低于年龄别 BMI 界值点,该指标反映儿童近期或急性营养不良状况。

3. 营养不良

营养不良指标包括生长迟滞(生长迟缓)率和消瘦率,分别反映远期和近期的营养不良。先按照年龄别身高筛查"生长迟缓",再在剩余者中筛查"消瘦",报告结果分"生长迟缓"和"消瘦",两者合计得"营养不良"率。

二、样本情况

在全省 13 个县区实际调查 6~17 岁儿童青少年 3 616 名,其中城市 2 508 名,农村 1 108 名,见表 8-1。

表 8-1　广东省 6~17 岁儿童青少年样本基本情况

分组	城市		农村		合计	
	调查人数	构成比 /%	调查人数	构成比 /%	调查人数	构成比 /%
性别						
男	1 270	50.6	552	49.8	1 822	50.4
女	1 238	49.4	556	50.2	1 794	49.6
年龄 / 岁						
6~8	622	24.8	280	25.3	902	25.0
9~11	764	30.5	325	29.3	1 089	30.1
12~14	624	24.9	281	25.4	905	25.0
15~17	498	19.8	222	20.0	720	19.9

三、体格发育状况

1. 身高、体重样本情况

本报告分析身高、体重、BMI 指标的 6~17 岁儿童青少年 3 616 名,其中城市 2 508 名,农村 1 108 名。

2. 6~17 岁儿童青少年身高、体重、BMI 指标均值及其变化

(1)身高:被调查的广东省 6~17 岁男生和女生的平均身高分别为 150.7cm

和 146.5cm，其中城市男生和女生平均身高分别为 151.2cm 和 147.0cm，农村男生和女生平均身高分别为 150.5cm 和 146.3cm，不同年龄段身高情况如表 8-2、图 8-1 和图 8-2 所示。

表 8-2　广东省 6~17 岁儿童青少年平均身高

单位:cm

年龄/岁	城市			农村			合计		
	男	女	小计	男	女	小计	男	女	合计
6	120.8	119.1	120.1	117.3	117.8	117.5	118.6	118.2	118.4
7	124.6	122.3	123.5	122.8	122.1	122.5	123.4	122.2	122.8
8	130.0	129.4	129.8	128.3	126.2	127.4	128.9	127.4	128.2
9	135.2	135.2	135.2	133.1	133.1	133.1	134.0	133.8	133.9
10	139.0	141.0	140.0	138.0	140.7	139.2	138.4	140.8	139.5
11	147.9	148.6	148.2	144.0	146.5	145.1	145.3	147.3	146.2
12	153.7	152.6	153.1	150.6	150.5	150.5	151.6	151.3	151.5
13	160.3	157.3	158.9	157.5	154.5	156.0	158.5	155.5	157.1
14	163.6	155.4	159.8	162.2	155.5	159.7	162.6	155.4	159.8
15	168.8	159.5	164.0	167.8	156.7	162.0	168.1	157.5	162.6
16	170.3	158.2	164.6	169.3	157.8	164.3	169.6	157.9	164.4
17	170.3	156.4	164.7	169.2	156.0	162.6	169.6	156.1	163.2
平均值	151.2	147.0	149.3	150.5	146.3	148.5	150.7	146.5	148.8

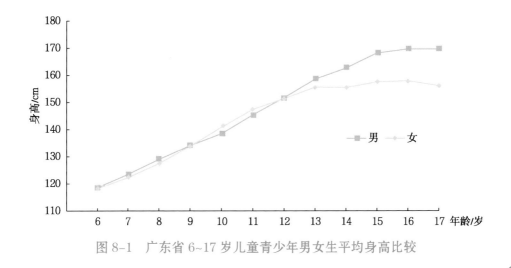

图 8-1　广东省 6~17 岁儿童青少年男女生平均身高比较

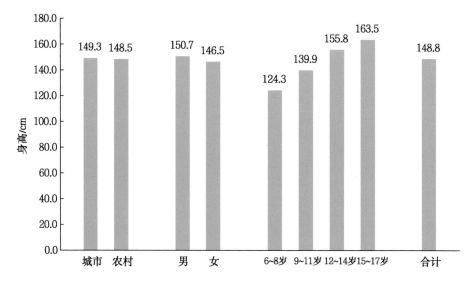

图 8-2　广东省 6~17 岁儿童青少年平均身高比较

（2）体重：被调查的广东省 6~17 岁男生和女生的平均体重分别为 43.0kg 和 39.3kg，其中城市男生和女生的平均体重分别为 44.2kg 和 40.0kg，农村男生和女生的平均体重分别为 42.3kg 和 39.0kg，不同年龄段体重情况如表 8-3、图 8-3 和图 8-4 所示。

表 8-3　广东省 6~17 岁儿童青少年体重均值

单位：kg

年龄/岁	城市			农村			合计		
	男	女	小计	男	女	小计	男	女	合计
6	23.4	20.9	22.3	21.0	20.5	20.7	21.9	20.6	21.3
7	24.4	22.3	23.4	22.6	22.1	22.4	23.1	22.1	22.7
8	26.7	26.8	26.8	26.5	24.3	25.6	26.6	25.3	26.0
9	31.9	28.8	30.6	29.3	29.4	29.4	30.3	29.2	29.8
10	33.4	33.8	33.6	32.3	33.4	32.8	32.7	33.5	33.1
11	41.6	39.4	40.6	37.4	37.4	37.4	38.9	38.1	38.5
12	44.1	42.6	43.4	41.6	40.1	40.9	42.5	41.1	41.8
13	49.5	47.0	48.3	47.4	43.2	45.3	48.2	44.5	46.4
14	52.1	46.6	49.5	47.5	44.0	46.2	48.9	45.0	47.4
15	58.3	50.5	54.2	54.8	48.3	51.4	55.9	49.0	52.2
16	61.5	50.1	56.1	57.8	47.8	53.5	59.0	48.6	54.3
17	59.5	48.0	54.8	55.1	47.8	51.5	56.5	47.9	52.4
平均值	44.2	40.0	42.2	42.3	39.0	40.8	43.0	39.3	41.3

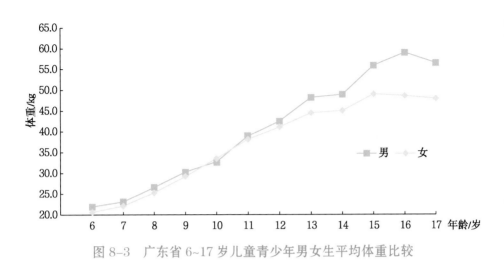

图 8-3 广东省 6~17 岁儿童青少年男女生平均体重比较

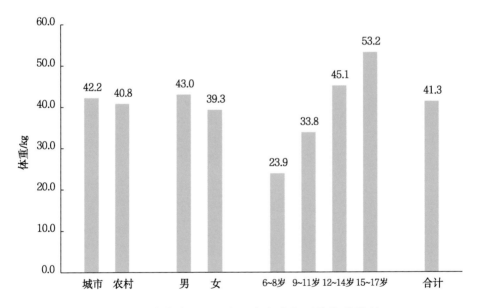

图 8-4 广东省 6~17 岁儿童青少年平均体重比较

（3）BMI：被调查的广东省 6~17 岁男生和女生的平均 BMI 分别为 18.2 和 17.8，其中城市男生和女生的 BMI 分别为 18.6 和 18.0，农村男生和女生的 BMI 分别为 18.0 和 17.7，不同年龄段 BMI 情况如表 8-4、图 8-5 和图 8-6 所示。

85

表 8-4 广东省 6~17 岁儿童青少年平均 BMI

单位：kg/m^2

年龄/岁	城市			农村			合计		
	男	女	小计	男	女	小计	男	女	合计
6	16.0	14.7	15.4	15.2	14.7	15.0	15.5	14.7	15.1
7	15.6	14.8	15.2	14.9	14.8	14.8	15.1	14.8	15.0
8	15.7	15.9	15.8	16.0	15.2	15.7	15.9	15.5	15.7
9	17.2	15.7	16.5	16.4	16.4	16.4	16.7	16.1	16.5
10	17.1	16.9	17.0	16.8	16.7	16.8	16.9	16.8	16.8
11	18.8	17.7	18.3	17.8	17.2	17.5	18.1	17.4	17.8
12	18.5	18.2	18.3	18.1	17.6	17.9	18.3	17.8	18.1
13	19.2	18.9	19.1	18.8	18.1	18.4	19.0	18.4	18.7
14	19.4	19.3	19.3	18.0	18.2	18.1	18.4	18.6	18.5
15	20.4	19.8	20.1	19.4	19.6	19.5	19.7	19.7	19.7
16	21.1	20.0	20.6	20.2	19.2	19.7	20.5	19.5	20.0
17	20.5	19.6	20.1	19.2	19.7	19.5	19.6	19.7	19.6
合计	18.6	18.0	18.3	18.0	17.7	17.9	18.2	17.8	18.0

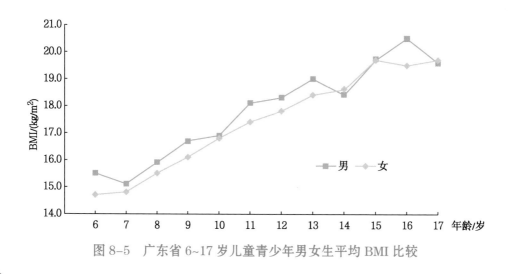

图 8-5 广东省 6~17 岁儿童青少年男女生平均 BMI 比较

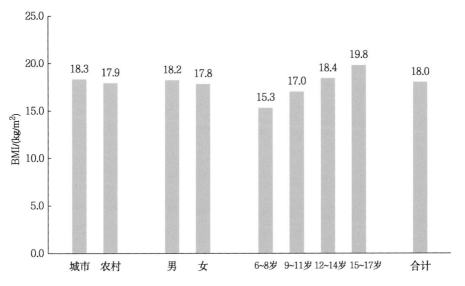

图 8-6　广东省 6~17 岁儿童青少年平均 BMI 城乡比较

四、营养不良状况

1. 样本情况

本次共调查 6~17 岁儿童青少年 3 616 人,其中城市 2 508 人(男生 1 270 人,女生 1 238 人),占 69.4%,农村 1 108 人(男生 552 人,女生 556 人),占 30.6%。

2. 不同地区、年龄、性别儿童青少年营养不良患病情况

(1)生长迟缓率:儿童青少年生长迟缓率为 2.0%,其中农村(2.1%)高于城市(1.8%),女生(2.4%)高于男生(1.6%),6~8 岁、9~11 岁、12~14 岁和 15~17 岁年龄组的生长迟缓率依次为 1.0%、2.6%、1.2% 和 2.6%。在不同地区、年龄、性别组中,农村 15~17 岁女生的生长迟缓率最高(4.7%),其次为农村 9~11 岁男生(4.6%),如表 8-5 和图 8-7 所示。

(2)消瘦率:儿童青少年消瘦率为 13.1%,其中农村(14.2%)高于城市(10.8%),男生(15.6%)高于女生(10.1%),6~8 岁、9~11 岁、12~14 岁和 15~17 岁年龄组的消瘦率依次为 15.9%、11.5%、13.5% 和 12.1%。在不同地区、年龄、性别组中,农村 12~14 岁男生的消瘦率最高(22.4%),其次为农村 6~8 岁和 15~17 岁男生(16.9%),如表 8-6 和图 8-8 所示。

表 8-5　广东省 6~17 岁儿童青少年生长迟缓率

单位:%

年龄/岁	城市			农村			合计		
	男	女	小计	男	女	小计	男	女	合计
6~8	0.7	1.5	1.1	1.3	0.6	1.0	1.1	0.9	1.0
9~11	3.3	1.7	2.6	4.6	0.4	2.7	4.1	0.9	2.6
12~14	0.1	0.6	0.4	1.5	1.8	1.6	1.0	1.4	1.2
15~17	1.3	4.6	2.8	0.6	4.7	2.6	0.8	4.7	2.6
合计	1.4	2.4	1.8	1.8	2.4	2.1	1.6	2.4	2.0

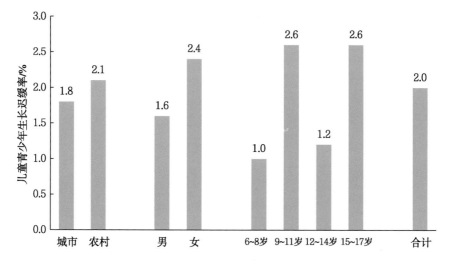

图 8-7　广东省 6~17 岁儿童青少年生长迟缓情况

表 8-6　广东省 6~17 岁儿童青少年消瘦率

单位:%

年龄/岁	城市			农村			合计		
	男	女	小计	男	女	小计	男	女	合计
6~8	15.1	15.4	15.2	16.9	15.6	16.3	16.3	15.5	15.9
9~11	11.1	10.5	10.8	12.3	11.3	11.9	11.9	11.0	11.5
12~14	13.1	4.3	9.0	22.4	8.2	16.0	19.1	6.7	13.5
15~17	11.1	7.0	9.2	16.9	9.5	13.4	15.1	8.8	12.1
合计	12.4	8.9	10.8	17.2	10.8	14.2	15.6	10.1	13.1

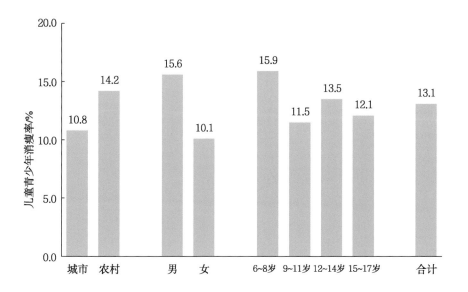

图 8-8　广东省 6~17 岁儿童青少年消瘦情况

（3）营养不良率：儿童青少年营养不良率为 14.8%，其中农村（16.0%）高于城市（12.4%），男生（16.9%）高于女生（12.3%），6~8 岁、9~11 岁、12~14 岁和 15~17 岁年龄组的营养不良率依次为 16.8%、13.8%、14.5% 和 14.5%。在不同地区、年龄、性别组中，农村 12~14 岁男生的营养不良率最高（23.6%），其次是农村 6~8 岁男生（18.0%），如表 8-7 和图 8-9 所示。

表 8-7　广东省 6~17 岁儿童青少年营养不良率

单位:%

年龄 / 岁	城市			农村			合计		
	男	女	小计	男	女	小计	男	女	合计
6~8	15.7	16.7	16.2	18.0	16.1	17.2	17.2	16.3	16.8
9~11	14.1	12.0	13.2	16.3	11.7	14.2	15.5	11.8	13.8
12~14	13.2	4.9	9.3	23.6	9.9	17.4	19.9	8.0	14.5
15~17	12.2	11.3	11.8	17.4	13.8	15.6	15.8	13.0	14.5
合计	13.6	11.0	12.4	18.6	13.0	16.0	16.9	12.3	14.8

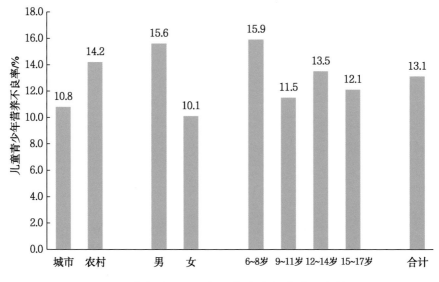

图 8-9　广东省 6~17 岁儿童青少年营养不良情况

五、小结

1. 广东省 6~17 岁儿童青少年生长迟缓率为 2.0%,其中 9~11 岁年龄组（2.6%）和 15~17 岁年龄组（2.6%）相对较高。

2. 广东省 6~17 岁儿童青少年消瘦率为 13.1%,其中男生（15.6%）和 6~8 岁年龄组（15.9%）相对较高。

3. 广东省 6~17 岁儿童青少年营养不良率为 14.8%,其中男生（16.9%）和 6~8 岁年龄组（16.8%）相对较高。

（陈少威）

第九章 贫 血

（一、定义

根据世界卫生组织（World Health Organization，WHO）2011 年公布的《血红蛋白浓度用于诊断贫血和评估其严重程度》报告中推荐的标准，对不同人群的贫血界定如下：

5~11 岁儿童：血红蛋白（hemoglobin，Hb）<115g/L。

12~14 岁儿童：Hb<120g/L。

女性（15 岁及以上，非孕妇）：Hb<120g/L。

男性（15 岁及以上）：Hb<130g/L。

（二、样本情况

实际回收调查问卷 3 616 份，其中贫血部分的有效样本为 3 446 人，有效率为 95.3%，其中城市 2 349 人（男生 1 187 人，女生 1 162 人），约占样本量的68.2%；农村 1 097 人（男生 548 人，女生 549 人），约占样本量的 31.8%；6~8 岁、9~11 岁、12~14 岁、15~17 岁人群分别有 842 人、1 052 人、875 人、677 人，具体见表 9-1。

表 9-1 广东省 6~17 岁儿童青少年贫血调查对象基本情况

分组	城市		农村		合计	
	调查人数	构成比 /%	调查人数	构成比 /%	调查人数	构成比 /%
性别						
男	1 187	50.5	548	50.0	1 735	50.3
女	1 162	49.5	549	50.0	1 711	49.7
年龄 / 岁						
6~8	569	24.2	273	24.9	842	24.4

续表

分组	城市		农村		合计	
	调查人数	构成比 /%	调查人数	构成比 /%	调查人数	构成比 /%
9~11	729	31.0	323	29.4	1 052	30.5
12~14	595	25.4	280	25.5	875	25.4
15~17	456	19.4	221	20.2	677	19.7

三、铁蛋白、转铁蛋白受体、血红蛋白水平

1. 不同地区、年龄和性别人群血红蛋白水平

被调查人群平均血红蛋白含量为 137.2g/L,其中城市(139.0g/L)高于略农村(136.3g/L),男生(141.9g/L)高于女生(131.8g/L);在不同地区、年龄、性别组中,农村 6~8 岁男生的血红蛋白水平最低(126.9g/L);随着年龄的增加,城乡男生的血红蛋白水平升高,而城乡女生的血红蛋白水平变化不大。详见图 9-1 和表 9-2。

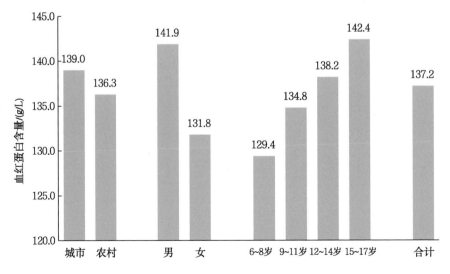

图 9-1　广东省 6~17 岁儿童青少年血红蛋白水平

表9-2　广东省6~17岁儿童青少年血红蛋白水平

性别	年龄组/岁	城市/(g/L)	农村/(g/L)	合计/(g/L)
男	6~8	133.5	126.9	129.1
	9~11	135.4	134.3	134.7
	12~14	144.0	141.6	142.4
	15~17	154.2	153.3	153.6
	合计	143.0	141.3	141.9
女	6~8	133.3	128.0	129.9
	9~11	135.8	134.3	134.8
	12~14	133.9	132.6	133.0
	15~17	134.8	128.4	130.3
	合计	134.5	130.4	131.8
合计	6~8	133.4	127.4	129.4
	9~11	135.6	134.3	134.8
	12~14	139.3	137.6	138.2
	15~17	145.0	141.4	142.4
	合计	139.0	136.3	137.2

2. 不同地区、年龄和性别人群贫血患病率

广东省6~17岁儿童青少年贫血患病率为8.2%,其中农村(9.9%)高于城市(4.8%),女生(11.6%)高于男生(5.3%);在不同地区、年龄、性别组中,农村15~17岁女生的贫血率最高(23.9%),其次为农村6~8岁女生(11.0%)和农村12~14岁女生(10.6%)。详见图9-2和表9-3。

3. 不同地区、年龄和性别人群铁蛋白水平

被调查对象平均铁蛋白为91.5ng/ml,其中城市(100.5ng/ml)高于农村(87.2ng/ml),男生(105.8ng/ml)高于女生(74.8ng/ml);在不同地区、年龄、性别组中,农村15~17岁女生的铁蛋白水平最低(59.7ng/ml),其次为农村12~14岁女生(62.2%);随着年龄的增加,城乡男生的铁蛋白水平总体呈上升趋势,而城乡女生的铁蛋白水平呈下降趋势。详见图9-3和表9-4。

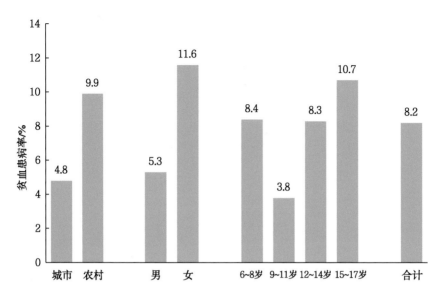

图 9-2 广东省 6~17 岁儿童青少年贫血患病率

表 9-3 广东省 6~17 岁儿童青少年贫血患病率

性别	年龄组/岁	城市/%	农村/%	合计/%
男	6~8	4.5	10.4	8.5
	9~11	4.6	4.6	4.6
	12~14	4.1	7.7	6.5
	15~17	2.0	3.6	3.1
	小计	3.6	6.1	5.3
女	6~8	2.7	11.0	8.2
	9~11	3.2	2.8	2.9
	12~14	10.3	10.6	10.5
	15~17	7.2	23.9	19.1
	小计	6.1	14.3	11.6
合计	6~8	3.7	10.7	8.4
	9~11	3.9	3.8	3.8
	12~14	7.0	9.0	8.3
	15~17	4.5	13.3	10.7
	合计	4.8	9.9	8.2

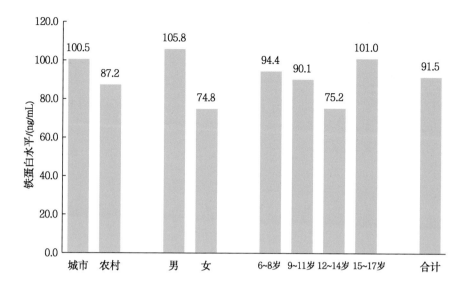

图 9-3　广东省 6~17 岁儿童青少年铁蛋白水平

表 9-4　广东省 6~17 岁儿童青少年铁蛋白水平

性别	年龄组 / 岁	城市 /（ng/ml）	农村 /（ng/ml）	合计 /（ng/ml）
男	6~8	105.0	82.1	89.5
	9~11	103.8	94.5	97.8
	12~14	90.3	77.6	82.0
	15~17	144.2	132.4	135.8
	小计	113.4	102.2	105.8
女	6~8	115.7	92.8	100.6
	9~11	91.0	74.8	80.7
	12~14	76.2	62.2	67.2
	15~17	71.2	59.7	63.0
	小计	85.7	69.5	74.8
合计	6~8	109.9	86.8	94.4
	9~11	98.0	85.6	90.1
	12~14	83.8	70.7	75.2
	15~17	109.1	97.6	101.0
	合计	100.5	87.2	91.5

4. 不同地区、年龄和性别人群转铁蛋白受体水平

被调查对象平均转铁蛋白受体水平为 3.96mg/L,其中农村(4.02mg/L)略高于城市(3.83mg/L);男女生转铁蛋白受体水平相近,分别是 3.96mg/L 和 3.95mg/L;在不同地区、年龄、性别组中,农村 15~17 岁男生的转铁蛋白受体水平最低(3.62mg/L)。详见图 9-4 和表 9-5。

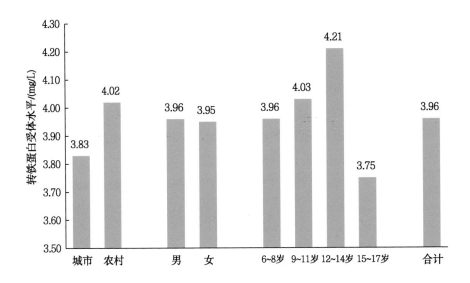

图 9-4 广东省 6~17 岁儿童青少年转铁蛋白受体水平

表 9-5 广东省 6~17 岁儿童青少年转铁蛋白受体水平

性别	年龄组 / 岁	城市 /(mg/L)	农村 /(mg/L)	合计 /(mg/L)
男	6~8	3.89	4.06	4.00
	9~11	4.18	4.19	4.19
	12~14	4.01	4.47	4.31
	15~17	3.40	3.62	3.56
	小计	3.84	4.02	3.96
女	6~8	3.72	4.02	3.92
	9~11	3.88	3.81	3.83
	12~14	3.92	4.17	4.08
	15~17	3.75	4.05	3.96
	小计	3.82	4.02	3.95

性别	年龄组/岁	城市/(mg/L)	农村/(mg/L)	合计/(mg/L)
合计	6~8	3.81	4.04	3.96
	9~11	4.04	4.02	4.03
	12~14	3.97	4.34	4.21
	15~17	3.57	3.82	3.75
	合计	3.83	4.02	3.96

四、小结

1. 广东省 6~17 岁儿童青少年平均贫血患病率为 8.2%,其中女生(11.6%)高于男生(5.3%),农村(9.9%)高于城市(4.8%)。不同地区、年龄、性别组中,农村 15~17 岁女生贫血患病率最高,达 23.9%。

2. 广东省 6~17 岁儿童青少年的平均铁蛋白水平为 91.5ng/ml,其中男生(105.8ng/ml)高于女生(74.8ng/ml),城市(100.5ng/ml)高于农村(87.2ng/ml)。

3. 广东省 6~17 岁儿童青少年的平均转铁蛋白受体水平为 3.96mg/L,其中男生(3.96mg/L)与女生(3.95mg/L)水平相近,农村(4.02mg/L)高于城市(3.83mg/L)。

(马景泰　吴　为)

第十章　主要营养素和微量元素营养健康状况

一、定义

1. 维生素 A

维生素 A 营养状况的判定指标参考 2017 年国家卫生和计划生育委员会发布的 WS/T 553—2017《人群维生素 A 缺乏筛查方法》，6 岁以上儿童及成人血清视黄醇 <0.2μg/ml 为维生素 A 缺乏症，血清视黄醇在 ≥0.2μg/ml 且 <0.3μg/ml 为维生素 A 边缘型缺乏。

2. 维生素 D

维生素 D 营养状况的判定标准参考 2020 年国家卫健委发布的 WS/T 677—2020《人群维生素 D 缺乏筛查方法》。25- 羟基维生素 D［以下简称 25-（OH）D］是血液中维生素 D 的主要循环形式，稳定性好，是公认的评价人体维生素 D 营养状况的可靠指标，主要包括两种形式：25（OH）D_2、25（OH）D_3，其中 25（OH）D_3 是血液中维生素 D 的主要存在形式。血清总 25-（OH）D<12ng/ml 即维生素 D 缺乏，血清总 25-（OH）D 为 ≥12μg/ml 且 <20ng/ml 即维生素 D 不足（临界水平），血清总 25-（OH）D≥20ng/ml 即维生素 D 正常。

3. 锌

根据国际锌营养咨询小组提供的标准，低血清锌水平定义为 10 岁以下锌 <9.95μmol/L；10 岁以上女生锌 <10.71μmol/L、男生锌 <11.32μmol/L。

4. 碘

根据世界卫生组织（WHO）/ 联合国儿童基金会（United Nations International Children's Emergency Fund，UNICEF）/ 国际控制碘缺乏病理事会（International

Council for the Control of Iodine Deficiency Disorders, ICCIDD)提出的标准进行判定:对于非孕妇人群,尿碘浓度中位数低于100μg/L时为碘不足状态,在100~200μg/L时为适宜的碘营养状态,高于300μg/L表示该人群处于碘过量的营养状态。

二、样本情况

本次调查人数为3 616人,其中城市2 508人(占69.4%),农村1 108人(占30.6%),男生1 822人(占50.4%),女生1 794人(占49.6%)。6~8岁、9~11岁、12~14岁和15~17岁分别有902人、1 089人、905人、720人,具体见表10-1。

表10-1 广东省6~17岁儿童青少年主要营养素和
微量元素营养状况调查对象基本情况

分组	城市		农村		合计	
	调查人数	构成比/%	调查人数	构成比/%	调查人数	构成比/%
性别						
男	1 270	50.6	552	49.8	1 822	50.4
女	1 238	49.4	556	50.2	1 794	49.6
年龄/岁						
6~8	622	24.8	280	25.3	902	25.0
9~11	764	30.5	325	29.3	1 089	30.1
12~14	624	24.9	281	25.4	905	25.0
15~17	498	19.8	222	20.0	720	19.9

三、维生素 A 和维生素 D 营养状况

1. 维生素 A

(1)维生素A水平:广东省6~17岁儿童青少年维生素A平均水平为0.41μg/ml,其中城市(0.43μg/ml)高于农村(0.40μg/ml),男生(0.42μg/ml)高于女生(0.41μg/ml)。随着年龄的增长,维生素A水平逐渐上升。详见图10-1及表10-2。

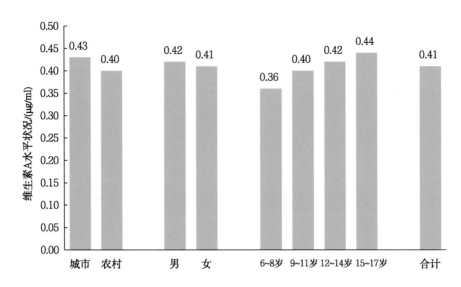

图 10-1　广东省 6~17 岁儿童青少年维生素 A 水平状况

表 10-2　广东省 6~17 岁儿童青少年维生素 A 水平状况

单位：μg/ml

年龄/岁	城市			农村			合计		
	男	女	小计	男	女	小计	男	女	合计
6~8	0.39	0.38	0.39	0.34	0.37	0.35	0.36	0.37	0.36
9~11	0.41	0.41	0.41	0.38	0.39	0.39	0.39	0.40	0.40
12~14	0.44	0.44	0.44	0.40	0.41	0.40	0.42	0.42	0.42
15~17	0.49	0.45	0.47	0.46	0.41	0.43	0.47	0.42	0.44
合计	0.44	0.42	0.43	0.40	0.40	0.40	0.42	0.41	0.41

（2）维生素 A 缺乏情况：广东省 6~17 岁儿童青少年维生素 A 缺乏率为 0.41%，其中农村（0.45%）略高于城市（0.40%），男生（0.60%）高于女生（0.22%）。6~8 岁、9~11 岁、12~14 岁、15~17 岁的维生素 A 缺乏率依次为 0.44%、0.37%、0.44%、0.42%。在不同地区、年龄、性别组中，城市 12~14 岁男生维生素 A 缺乏率最高（0.95%）。详见图 10-2 及表 10-3。

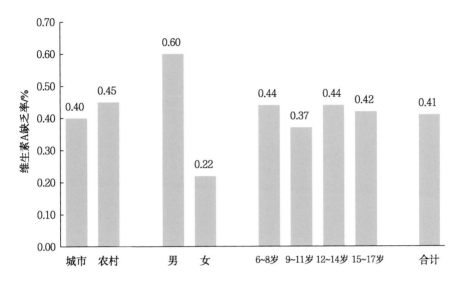

图 10-2　广东省 6~17 岁儿童青少年维生素 A 缺乏率状况

表 10-3　广东省 6~17 岁儿童青少年维生素 A 缺乏率

单位:%

年龄/岁	城市			农村			合计		
	男	女	小计	男	女	小计	男	女	合计
6~8	0.64	0.32	0.48	0.73	0.00	0.36	0.67	0.22	0.44
9~11	0.51	0.00	0.26	0.62	0.61	0.62	0.54	0.19	0.37
12~14	0.95	0.00	0.48	0.71	0.00	0.36	0.88	0.00	0.44
15~17	0.00	0.80	0.40	0.88	0.00	0.45	0.28	0.56	0.42
合计	0.60	0.22	0.41	0.72	0.18	0.45	0.60	0.22	0.41

广东省 6~17 岁儿童青少年维生素 A 边缘缺乏率 9.7%,其中农村(15.3%)高于城市(7.3%),男生(10.4%)高于女生(9.1%);随着年龄增加,维生素 A 边缘缺乏率降低。在不同地区、年龄、性别组中,农村 6~8 岁男生维生素 A 边缘缺乏率最高(28.5%),其次为农村 6~8 岁女生(23.8%)。详见图 10-3 及表 10-4。

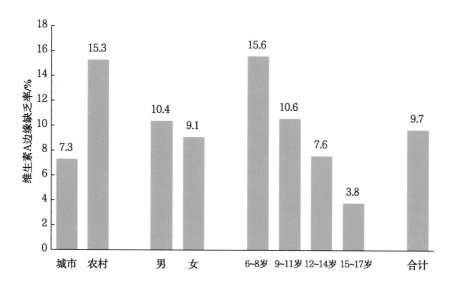

图 10-3　广东省 6~17 岁儿童青少年维生素 A 边缘缺乏率状况

表 10-4　广东省 6~17 岁儿童青少年维生素 A 边缘缺乏率

单位:%

年龄/岁	城市			农村			合计		
	男	女	小计	男	女	小计	男	女	合计
6~8	13.1	8.8	10.9	28.5	23.8	26.1	17.7	13.5	15.6
9~11	8.0	9.6	8.8	14.8	14.7	14.8	10.0	11.2	10.6
12~14	6.6	5.2	5.9	14.3	8.5	11.4	9.0	6.3	7.6
15~17	2.8	1.2	2.0	5.3	10.1	7.7	3.6	3.9	3.8
合计	7.9	6.6	7.3	16.1	14.6	15.3	10.4	9.1	9.7

2. 维生素 D

（1）维生素 D 水平:广东省 6~17 岁儿童青少年维生素 D 水平平均值为 22.8ng/ml,其中农村（23.1ng/ml）略高于城市（22.2ng/ml）,男生（23.6ng/ml）高于女生（21.8ng/ml）;随着年龄的增长,维生素 D 水平呈下降趋势。详情见图 10-4 及表 10-5 所示。

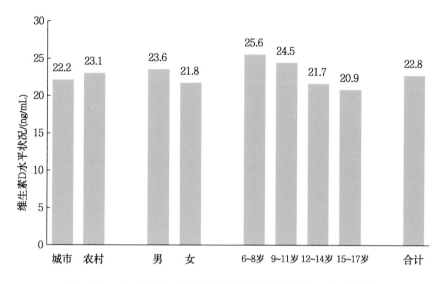

图 10-4　广东省 6~17 岁儿童青少年维生素 D 水平状况

表 10-5　广东省 6~17 岁儿童青少年维生素 D 水平状况

单位:ng/ml

年龄 / 岁	城市			农村			合计		
	男	女	小计	男	女	小计	男	女	合计
6~8	26.1	24.4	25.3	25.9	25.5	25.7	25.9	25.1	25.6
9~11	24.0	22.0	23.1	26.6	23.8	25.4	25.6	23.2	24.5
12~14	21.3	19.6	20.5	23.4	21.0	22.3	22.6	20.5	21.7
15~17	21.7	19.7	20.7	21.5	20.4	21.0	21.6	20.2	20.9
合计	23.0	21.1	22.2	23.9	22.2	23.1	23.6	21.8	22.8

（2）维生素 D 缺乏情况:广东省 6~17 岁儿童青少年维生素 D 缺乏率为
1.9%,城市与农村维生素 D 缺乏率持平,均为 1.9%,其中女生（2.6%）高于男生
（1.2%）。随年龄增长,儿童青少年维生素 D 缺乏率呈上升趋势。在不同地区、
年龄、性别组中,农村 15~17 岁女生维生素 D 缺乏率最高（6.4%）,其次为城市
12~14 岁女生（5.5%）。详见图 10-5 及表 10-6。

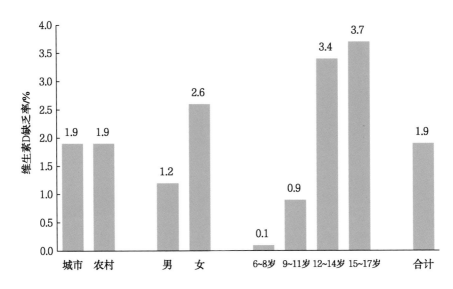

图 10-5 广东省 6~17 岁儿童青少年维生素 D 缺乏率状况

表 10-6 广东省 6~17 岁儿童青少年维生素 D 缺乏率

单位:%

年龄/岁	城市			农村			合计		
	男	女	小计	男	女	小计	男	女	合计
6~8	0.0	0.3	0.2	0.0	0.0	0.0	0.0	0.2	0.1
9~11	0.5	1.3	0.9	0.0	1.8	0.9	0.4	1.5	0.9
12~14	2.2	5.5	3.8	0.7	4.3	2.5	1.8	5.1	3.4
15~17	3.2	3.2	3.2	3.5	6.4	5.0	3.3	4.2	3.7
合计	1.3	2.5	1.9	0.9	2.9	1.9	1.2	2.6	1.9

广东省 6~17 岁儿童青少年维生素 D 不足率为 29.2%,其中城市(30.8%)高于农村(为 28.4%),女生(32.8%)高于男生(26.1%);随着年龄增长,儿童青少年维生素 D 不足率呈上升趋势。在不同地区、年龄、性别组中,城市 15~17 岁女生维生素 D 不足率最高(48.5%),其次为城市 12~14 岁女生(44.1%)。详见图 10-6 及表 10-7。

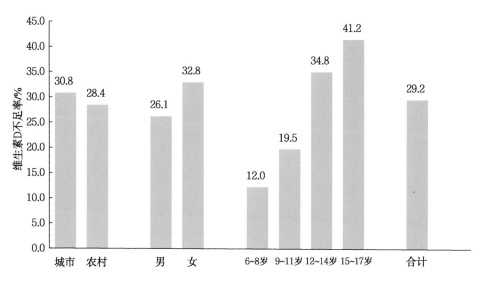

图 10-6　广东省 6~17 岁儿童青少年维生素 D 不足率状况

表 10-7　广东省 6~17 岁儿童青少年维生素 D 不足率

单位:%

年龄 / 岁	城市			农村			合计		
	男	女	小计	男	女	小计	男	女	合计
6~8	10.2	15.2	12.5	12.8	10.3	11.7	11.9	12.1	12.0
9~11	19.5	32.1	25.2	14.7	17.9	16.2	16.5	23.1	19.5
12~14	38.7	44.1	41.3	25.7	38.0	31.2	30.2	40.3	34.8
15~17	30.2	48.5	38.9	41.6	42.9	42.3	38.1	44.6	41.2
合计	25.5	37.0	30.8	26.5	30.6	28.4	26.1	32.8	29.2

四、锌和碘营养状况

1. 锌

（1）平均锌水平:广东省 6~17 岁儿童青少年血清锌水平平均值为 86.9μg/dl，其中城市（88.4μg/dl）高于农村（86.1μg/dl），男生（87.9μg/dl）高于女生（85.7μg/dl）；随着年龄的增长,血清锌水平先升高后下降。详情见图 10-7 及表 10-8。

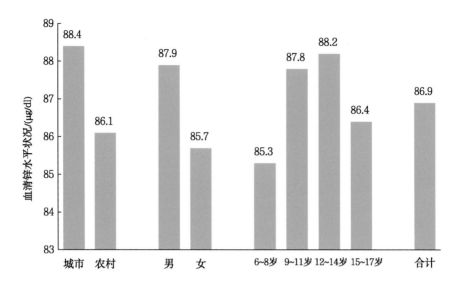

图 10-7 广东省 6~17 岁儿童青少年血清锌水平状况

表 10-8 广东省 6~17 岁儿童青少年血清锌水平状况

单位：μg/dl

年龄/岁	城市			农村			合计		
	男	女	小计	男	女	小计	男	女	合计
6~8	89.3	88.9	89.1	83.5	82.9	83.3	85.5	85.1	85.3
9~11	90.8	87.7	89.4	87.6	86.2	86.9	88.8	86.7	87.8
12~14	89.2	85.8	87.6	88.6	88.4	88.5	88.8	87.5	88.2
15~17	89.2	86.4	87.9	87.7	83.5	85.7	88.2	84.4	86.4
合计	89.6	87.1	88.4	87.0	85.0	86.1	87.9	85.7	86.9

（2）血清锌缺乏情况：广东省 6~17 岁儿童青少年低血清锌率为 8.9%，其中农村（11.0%）高于城市（4.8%），男生（10.4%）高于女生（7.1%）；随着年龄的增长，血清锌水平先升高后下降。在不同地区、年龄、性别组中，农村 12~14 岁男生低血清锌率最高（19.5%），其次为农村 15~17 岁男生（17.4%）。详见图 10-8 及表 10-9。

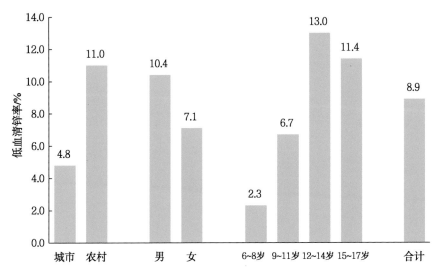

图 10-8 广东省 6~17 岁儿童青少年低血清锌率状况

表 10-9 广东省 6~17 岁儿童青少年低血清锌率

单位:%

年龄 / 岁	城市			农村			合计		
	男	女	小计	男	女	小计	男	女	合计
6~8	0.6	0.9	0.7	4.3	1.7	3.2	3.1	1.4	2.3
9~11	8.0	4.5	6.5	6.0	7.7	6.8	6.8	6.6	6.7
12~14	7.9	6.7	7.3	19.5	11.9	16.1	15.5	10.0	13.0
15~17	6.2	2.4	4.4	17.4	11.4	14.5	13.9	8.7	11.4
合计	5.9	3.6	4.8	12.8	8.9	11.0	10.4	7.1	8.9

2. 碘

(1)平均碘水平:广东省 6~17 岁儿童青少年尿碘水平中位数为 186.1μg/L,其中农村(188.0μg/L)高于城市(185.2μg/L),女生(191.4μg/L)高于男生(183.0μg/L);6~8 岁 151.0μg/L,9~11 岁 167.0μg/L,12~14 岁 211.3μg/L,15~17 岁 206.0μg/L;在不同地区、年龄、性别组中,农村 12~14 岁男生尿碘中位数水平最高(254.0μg/L)。详情见图 10-9 及表 10-10。

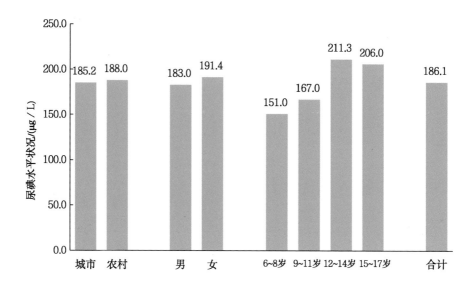

图 10-9　广东省 6~17 岁儿童青少年尿碘水平状况

表 10-10　广东省 6~17 岁儿童青少年尿碘水平状况

单位：μg/L

年龄/岁	城市			农村			合计		
	男	女	小计	男	女	小计	男	女	合计
6~8	171.5	155.5	162.5	147.0	140.0	145.6	158.7	143.0	151.0
9~11	177.6	172.2	174.5	168.0	159.0	163.3	169.0	165.0	167.0
12~14	198.3	211.5	200.7	203.0	254.0	217.7	200.1	229.5	211.3
15~17	190.2	217.7	203.7	204.0	217.7	206.0	201.0	217.7	206.0
合计	182.6	190.1	185.2	183.1	193.2	188.0	183.0	191.4	186.1

（2）碘缺乏：广东省 6~17 岁儿童青少年碘缺乏率为 14.6%，其中城市（14.9%）略高于农村（14.5%），女生（16.7%）高于男生（12.8%）；6~8 岁、9~11 岁、12~14 岁、15~17 岁的碘缺乏率分别为 21.8%、15.7%、11.3% 和 12.0%。在不同地区、年龄、性别组中，农村 6~8 岁女生碘缺乏率最高（27.9%），其次为城市 6~8 岁女生（22.9%）。详见图 10-10 及表 10-11。

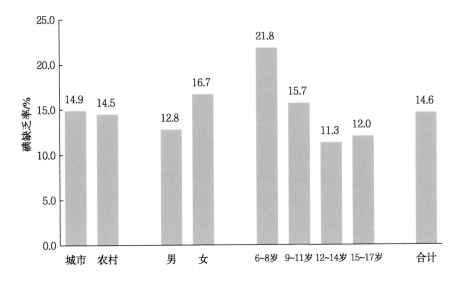

图 10-10　广东省 6~17 岁儿童青少年碘缺乏率状况

表 10-11　广东省 6~17 岁儿童青少年碘缺乏率

单位:%

年龄 / 岁	城市			农村			合计		
	男	女	小计	男	女	小计	男	女	合计
6~8	14.0	22.9	18.1	20.5	27.9	23.7	18.3	26.1	21.8
9~11	19.4	16.8	18.2	9.9	19.5	14.3	13.4	18.5	15.7
12~14	13.3	17.3	15.2	10.6	7.6	9.2	11.5	11.1	11.3
15~17	11.3	8.9	10.2	9.4	16.6	12.9	10.0	14.2	12.0
合计	14.3	15.5	14.9	12.1	17.4	14.5	12.8	16.7	14.6

五、小结

1. 广东省 6~17 岁儿童青少年维生素 A 缺乏率和边缘缺乏率分别为 0.4%和 9.7%,其中农村(15.3%)和 6~8 岁年龄组(15.6%)维生素 A 边缘缺乏率较高。

维生素 D 缺乏率和不足率分别为 1.9% 和 29.2%,15~17 岁年龄组维生素 D 缺乏率和不足率尤其突出。

2. 广东省 6~17 岁儿童青少年低血清锌率为 8.9%,其中农村高于城市,男生高于女生;随着年龄的增长,血清锌水平先升高后下降。农村 12~14 岁男生低血清锌率最高（19.5%）。

3. 广东省 6~17 岁儿童青少年存在碘缺乏的问题。平均碘缺乏率为 14.6%,6~8 岁年龄组碘缺乏率较高（21.8%）,尤其是农村 6~8 岁女生,其碘缺乏率达到 27.9%。

（洪晓敏　吴 为）

第十一章 超重、肥胖

一、定义

1. 超重肥胖

参考国家卫生和计划生育委员会于 2018 年 2 月发布的 WS/T 586—2018《学龄儿童青少年超重与肥胖筛查》中的定义,超重为体内脂肪积累过多,可能造成健康损害的一种前肥胖状态。对 6~17 岁儿童青少年通过性别年龄别 BMI 筛查超重与肥胖。

2. 中心性肥胖

参考国家卫健委于 2018 年 6 月发布的 WS/T 611—2018《7 岁 ~18 岁儿童青少年高腰围筛查界值》,对于不同性别的 7~17 岁儿童青少年以年龄别腰围第 90 百分位点为界值点。

二、样本情况

本次研究在全省 13 个县(区)实际调查 6~17 岁儿童青少年 3 616 人,其中城市 2 508 人(占 69.4%),农村 1 108 人(占 30.6%),男生 1 822 人(占 50.4%),女生 1 794 人(占 49.6%)。7~8 岁、9~11 岁、12~14 岁和 15~17 岁分别有 902 人、1 089 人、905 人、720 人。具体情况同表 8-1。

三、身高、体重、体重指数和腰围情况

1. 身高、体重和体重指数

情况如前(第八章)所述。

2. 腰围

广东省 7¹~17 岁儿童青少年的腰围均值为 63.0cm，其中城市（63.0cm）和农村（63.0cm）相同，男生（64.4cm）高于女生（61.4cm），随着年龄的增加，腰围总体呈现上升趋势，如表 11-1、图 11-1~ 图 11-3 所示。

表 11-1 广东省 7~17 岁儿童青少年腰围均值

单位:%

年龄/岁	城市			农村			合计		
	男	女	小计	男	女	小计	男	女	合计
7	53.3	51.0	52.2	52.3	51.8	52.1	52.6	51.5	52.1
8	54.9	54.6	54.8	56.4	53.1	55.0	55.9	53.6	54.9
9	58.4	54.7	56.8	59.8	57.4	58.7	59.3	56.5	58.0
10	58.4	57.6	58.0	59.8	59.7	59.7	59.3	58.9	59.1
11	64.5	60.4	62.6	61.7	61.2	61.5	62.7	60.9	61.9
12	63.9	62.7	63.3	65.8	61.9	64.0	65.1	62.2	63.8
13	67.0	63.7	65.5	67.4	62.8	65.1	67.2	63.1	65.2
14	67.3	64.5	66.0	64.7	63.6	64.3	65.5	63.9	64.9
15	71.4	65.7	68.4	69.6	65.0	67.2	70.1	65.2	67.6
16	72.6	66.6	69.7	71.3	65.8	68.9	71.7	66.1	69.2
17	71.8	65.0	69.0	68.5	65.6	67.0	69.5	65.4	67.6
合计	64.6	61.2	63.0	64.3	61.5	63.0	64.4	61.4	63.0

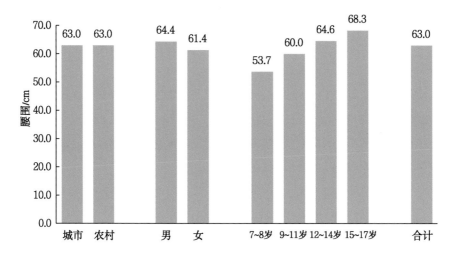

图 11-1 广东省 7~17 岁儿童青少年腰围均值城乡比较

¹ 对于 6 岁儿童，目前尚缺乏权威的根据腰围判断中心性肥胖的标准，因而未作统计。

112

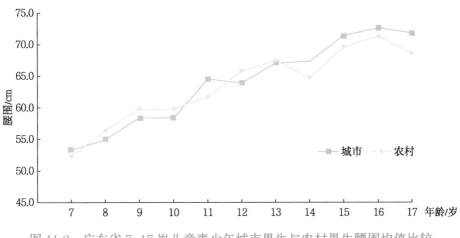

图 11-2　广东省 7~17 岁儿童青少年城市男生与农村男生腰围均值比较

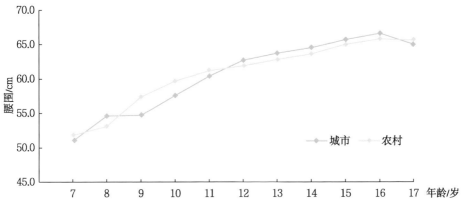

图 11-3　广东省 7~17 岁儿童青少年城市女生与农村女生腰围均值比较

四、超重

广东省 6~17 岁儿童青少年超重率为 7.5%,其中城市(9.1%)高于农村(6.6%),男生(9.3%)高于女生(5.3%);7~8 岁、9~11 岁、12~14 岁 和 15~17 岁年龄组的超重率依次为 7.3%、9.7%、8.3% 和 5.6%;在不同地区、年龄、性别组中,城市 9~11 岁男生的超重率最高(13.4%)。如表 11-2 和图 11-4 所示。

表 11-2　广东省 6~17 岁儿童青少年超重率

单位:%

年龄/岁	城市			农村			合计		
	男	女	小计	男	女	小计	男	女	合计
6~8	7.4	6.0	6.7	7.5	7.5	7.5	7.5	7.0	7.3
9~11	13.4	6.6	10.3	13.3	4.7	9.4	13.4	5.4	9.7
12~14	12.7	6.1	9.6	8.8	6.2	7.6	10.2	6.1	8.3
15~17	12.0	6.5	9.4	5.0	2.7	3.9	7.2	3.9	5.6
合计	11.6	6.3	9.1	8.1	4.8	6.6	9.3	5.3	7.5

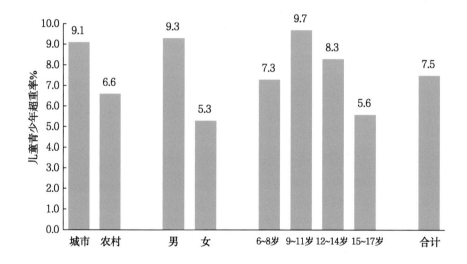

图 11-4　广东省 6~17 岁儿童青少年超重情况

五、肥胖

广东省 6~17 岁儿童青少年肥胖率为 4.7%,其中城市(5.5%)高于农村(4.3%),男生(6.6%)高于女生(2.5%);7~8 岁、9~11 岁、12~14 岁和 15~17 岁年龄组的肥胖率依次为 5.1%、6.9%、4.6% 和 3.2%;在不同地区、年龄、性别组中,城市 9~11 岁男生的肥胖率最高(10.9%)。如表 11-3 和图 11-5 所示。

表 11-3　广东省 6~17 岁儿童青少年肥胖率

单位:%

年龄/岁	城市			农村			合计		
	男	女	小计	男	女	小计	男	女	合计
6~8	7.6	4.8	6.3	5.9	2.5	4.4	6.4	3.4	5.1
9~11	10.9	4.3	7.9	6.2	6.2	6.2	7.9	5.5	6.9
12~14	5.2	1.6	3.5	8.2	1.5	5.2	7.2	1.6	4.6
15~17	7.5	1.2	4.5	4.4	0.6	2.6	5.3	0.8	3.2
合计	7.8	2.7	5.5	5.9	2.3	4.3	6.6	2.5	4.7

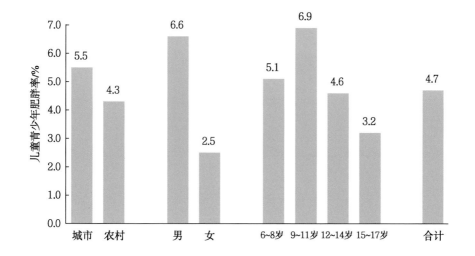

图 11-5　广东省 6~17 岁儿童青少年肥胖情况

六、中心性肥胖

　　广东省 7~17 岁儿童青少年中心性肥胖患病率为 8.4%,其中城市(9.2%)高于农村(8.1%),男生(10.2%)高于女生(6.4%);7~8 岁、9~11 岁、12~14 岁和15~17 岁年龄组的中心性肥胖患病率依次为 5.0%、10.2%、10.3% 和 7.7%;在不同地区、年龄、性别组中,农村 12~14 岁男生的中心性肥胖患病率最高(15.9%)。如表 11-4 和图 11-6 所示。

表 11-4　广东省 7~17 岁儿童青少年中心性肥胖患病率

单位:%

年龄/岁	城市			农村			合计		
	男	女	小计	男	女	小计	男	女	合计
7~8	3.9	6.9	5.3	5.1	4.5	4.9	4.7	5.4	5.0
9~11	10.5	9.6	10.1	7.7	13.2	10.2	8.7	11.9	10.2
12~14	10.5	5.8	8.3	15.9	6.0	11.4	14.0	5.9	10.3
15~17	14.7	7.0	11.0	9.6	2.7	6.3	11.2	4.0	7.7
合计	10.8	7.3	9.2	9.9	6.0	8.1	10.2	6.4	8.4

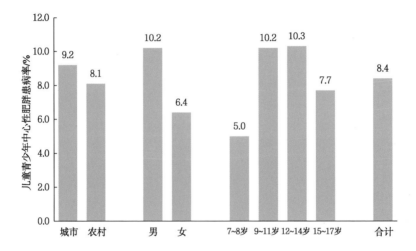

图 11-6　广东省 7~17 岁儿童青少年中心性肥胖患病情况

七、小结

1. 广东省 6~17 岁儿童青少年超重率为 7.5%,其中男生高于女生,城市高于农村。男生(9.3%)和 9~11 岁年龄组(9.7%)的超重率较高,尤其是城市 9~11 岁男生,超重率达到 13.4%。

2. 广东省 6~17 岁儿童青少年肥胖率为 4.7%,其中城市高于农村,男生高于女生。在不同地区、年龄、性别组中,城市 9~11 岁男生的肥胖率最高(10.9%)。

3. 广东省 7~17 岁儿童青少年中心性肥胖患病率为 8.4%,其中男生高于女生,城市高于农村。男生(10.2%)和 12~14 岁年龄组(10.3%)中心性肥胖患病率较高,尤其是农村 12~14 岁男生,达到 15.9%。

(黄董伊　彭接文)

第十二章　血压水平和血压偏高情况

 一、定义

根据国家卫健委发布的 WS/T 610—2018《7 岁 ~18 岁儿童青少年血压偏高筛查界值》来判定血压正常高值和血压偏高。

1. 正常高值血压

收缩压（systolic blood pressure，SBP）和 / 或舒张压（diastolic blood pressure，DBP）≥同性别、同年龄、同身高百分位人群 P_{90} 血压，且 $<P_{95}$ 血压。

2. 血压偏高

收缩压和 / 或舒张压≥同性别、同年龄、同身高百分位人群 P_{95} 血压。

二、样本情况

本章纳入全省 13 个区 / 县 6~17 岁儿童青少年调查人群 3 592 人，其中，男生 1 810 人（占 50.4%），女生 1 782 人（占 49.6%）。城乡构成为：城市 2 486 人（占 69.2%），农村 1 106 人（占 30.8%）。年龄构成为：7~8 岁 902 人（占 25.1%）、9~11 岁 1 087 人（占 30.3%）、12~14 岁 884 人（占 24.6%）和 15~17 岁 719 人（占 20.0%）。本章中，将少量 18~19 岁青少年纳入 17 岁年龄组中，由于 6 岁人群缺乏正常高值血压、血压偏高筛查界值，因此，涉及这 2 个统计指标计算时，将 6 岁人群剔除。

三、平均血压水平

1. 广东省 6~17 岁儿童青少年平均收缩压水平

广东省 6~17 岁儿童青少年收缩压均值为 109.0mmHg，其中城市

（110.3mmHg）高于农村（108.4mmHg），男生（110.6mmHg）高于女生（107.2mmHg）。随着年龄的增长，儿童青少年收缩压整体呈增长的趋势。详见表 12-1、图 12-1、图 12-2。

表 12-1　广东省 6~17 岁儿童青少年收缩压均值

单位：mmHg

年龄/岁	城市			农村			合计		
	男生	女生	小计	男生	女生	小计	男生	女生	合计
6	101.5	102.6	102.0	104.1	97.6	100.2	102.8	99.4	101.0
7	103.8	101.3	102.6	103.9	103.3	103.7	103.9	102.6	103.3
8	104.9	102.3	103.6	103.8	105.0	104.4	104.1	104.0	104.1
9	106.1	104.3	105.3	106.8	105.1	106.1	106.5	104.8	105.8
10	108.3	107.3	107.8	105.8	110.0	108.0	106.8	109.1	107.9
11	109.5	108.9	109.2	106.8	111.8	108.9	107.7	110.7	109.0
12	113.0	107.9	110.8	110.3	107.7	109.1	111.2	107.8	109.6
13	113.5	110.4	112.0	114.2	111.9	113.1	114.0	111.4	112.7
14	112.0	111.5	111.8	111.2	110.3	110.8	111.5	110.7	111.1
15	118.0	110.1	113.6	110.0	107.4	108.7	112.2	108.3	110.2
16	118.5	109.7	114.2	113.0	102.9	108.0	114.8	105.1	110.0
17	119.8	111.0	116.2	113.9	105.6	110.1	115.7	107.0	111.9
合计	112.3	108.0	110.3	109.8	106.8	108.4	110.6	107.2	109.0

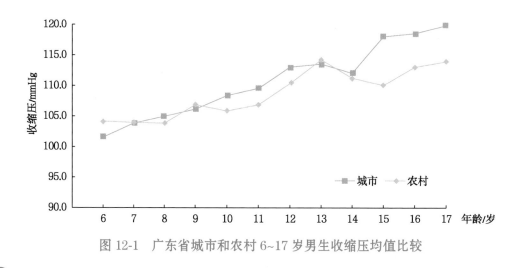

图 12-1　广东省城市和农村 6~17 岁男生收缩压均值比较

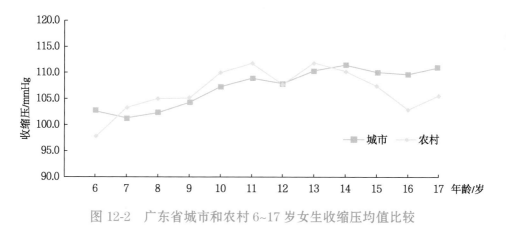

图 12-2　广东省城市和农村 6~17 岁女生收缩压均值比较

2. 儿童青少年平均舒张压水平

广东省 6~17 岁儿童青少年舒张压均值为 63.9mmHg，其中城市（65.0mmHg）高于农村（63.4mmHg），女生（64.1mmHg）略高于男生（63.8mmHg）。随着年龄的增长，儿童青少年舒张压呈上升趋势。详见表 12-2、图 12-3、图 12-4。

表 12-2　广东省 6~17 岁儿童青少年舒张压均值

单位：mmHg

年龄/岁	城市			农村			合计		
	男生	女生	小计	男生	女生	小计	男生	女生	合计
6	62.5	64.2	63.2	60.4	55.3	57.4	61.5	58.5	59.9
7	63.0	62.2	62.6	61.0	60.7	60.9	61.6	61.2	61.4
8	62.9	62.2	62.6	60.5	63.4	61.8	61.3	63.0	62.1
9	63.2	62.6	63.0	64.2	62.9	63.7	63.8	62.8	63.4
10	65.3	64.8	65.1	62.5	64.9	63.7	63.6	64.9	64.2
11	64.8	65.0	64.9	63.4	65.4	64.3	63.9	65.3	64.5
12	65.7	63.8	64.9	62.4	63.9	63.1	63.5	63.9	63.7
13	63.3	64.0	63.7	64.5	65.4	64.9	64.1	64.9	64.5
14	63.9	66.8	65.2	63.2	66.9	64.8	63.4	66.9	65.0
15	65.4	68.1	66.9	62.0	64.0	63.0	62.9	65.4	64.2
16	67.3	66.0	66.6	65.0	62.3	63.6	65.8	63.5	64.6
17	67.7	66.4	67.2	63.7	63.6	63.6	64.9	64.3	64.6
合计	65.0	64.9	65.0	63.1	63.7	63.4	63.8	64.1	63.9

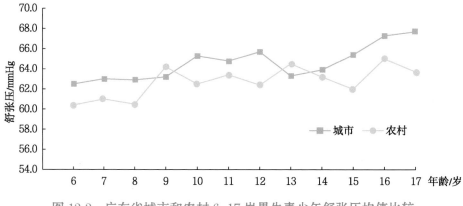

图 12-3　广东省城市和农村 6~17 岁男生青少年舒张压均值比较

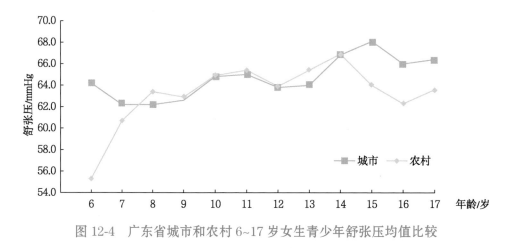

图 12-4　广东省城市和农村 6~17 岁女生青少年舒张压均值比较

四、血压正常高值和血压偏高状况

　　广东省 7~17 岁儿童青少年血压正常高值率为 9.9%,其中城市(10.2%)高于农村(9.1%),女生(10.3%)高于男生(9.5%);在不同地区、年龄、性别组中,农村 7~8 岁女生血压正常高值率最高(26.7%);血压正常高值率呈随年龄增长而降低的趋势。详见表 12-3、图 12-5。

　　广东省 7~17 岁儿童青少年血压偏高率为 12.1%,其中城市(12.4%)高于农村(11.2%),女生(12.3%)高于男生(11.9%);在不同地区、年龄、性别组中,城市 7~8 岁男生血压偏高率最高(22.0%);血压偏高率呈随年龄增长而降低的趋势。详见表 12-3、图 12-5、图 12-6。

表 12-3　广东省 7~17 岁儿童青少年血压正常高值和血压偏高率

单位:%

年龄组/岁	城市			农村			合计		
	男生	女生	小计	男生	女生	小计	男生	女生	合计
正常高值									
7~8	12.5	12.0	12.2	16.5	26.7	20.8	15.2	21.4	17.9
9~11	13.2	9.3	11.4	9.3	14.4	11.6	10.8	12.5	11.6
12~14	7.5	11.4	9.3	7.6	5.7	6.7	7.5	7.7	7.6
15~17	11.0	9.5	10.3	5.6	4.4	5.0	7.3	5.9	6.6
合计	10.4	9.9	10.2	8.4	9.8	9.1	9.5	10.3	9.9
血压偏高									
7~8	22.0	15.9	19.2	18.2	16.5	17.5	19.5	16.3	18.1
9~11	17.6	14.9	16.4	10.7	19.5	14.7	13.3	17.8	15.3
12~14	11.3	12.9	12.0	15.0	19.9	17.2	13.8	17.4	15.4
15~17	11.0	5.2	8.3	4.1	4.3	4.2	6.3	4.6	5.5
合计	13.9	10.7	12.4	10.1	12.4	11.2	11.9	12.3	12.1

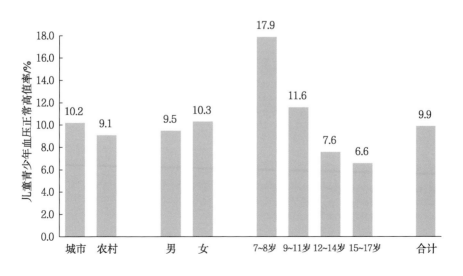

图 12-5　广东省 7~17 岁儿童青少年血压正常高值率

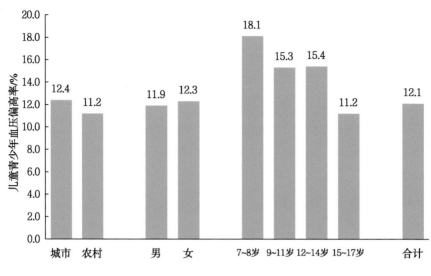

图 12-6 广东省 7~17 岁儿童青少年血压偏高率

五、血压测量行为

广东省 7~17 岁儿童青少年中,血压测量率为 56.3%,血压正常、正常高值和血压偏高血压测量率依次为 59.9%、45.8% 和 41.9%。详见表 12-4。

表 12-4 广东省 7~17 岁儿童青少年血压测量情况

单位:%

血压测量	正常	正常高值	血压偏高	合计
从未量过	32.0	43.0	46.1	34.8
1 个月内	30.1	21.7	16.5	27.6
6 个月内	15.7	12.3	12.7	15.0
12 个月内	9.4	9.4	9.7	9.4
12 个月以前	4.7	2.4	3.0	4.3
记不清	8.1	11.2	12.0	8.9
合计	100.0	100.0	100.0	100.0

六、小结

1. 广东省 6~17 岁儿童青少年收缩压均值为 109.0mmHg,舒张压均值为63.9mmHg,其中男生均高于女生,城市均高于农村。儿童青少年收缩压和舒张压大致呈随年龄增长而增加的趋势。

2. 广东省 7~17 岁儿童青少年血压正常高值率为 9.9%,其中城市高于农村,女生高于男生;随年龄增长,血压正常高值率降低。

3. 广东省 7~17 岁儿童青少年血压偏高率为 12.1%,其中城市高于农村,女生高于男生,其中城市 7~8 岁男生血压偏高率最高(22.0%)。

(陈少威)

第十三章 血脂水平和血脂异常情况

一、定义

血清总胆固醇（total cholesterol，TC）、甘油三酯（triglyceride，TG）、高密度脂蛋白胆固醇（high-density lipoprotein cholesterol，HDL-C）、低密度脂蛋白胆固醇（low-density lipoprotein cholesterol，LDL-C）异常的判断以《儿童青少年血脂异常防治专家共识（2009）》为参考标准。

1. 高 TC 患病率

高 TC 患病率指高 TC 血症者（TC≥5.18mmol/L）占血脂检测者的百分比。

2. TC 边缘升高率

TC 边缘升高率指 TC 边缘升高者（4.40≤TC≤5.15mmol/L）占血脂检测者的百分比。

3. 高 TG 患病率

高 TG 患病率指高 TG 血症者（TG≥1.70mmol/L）占血脂检测者的百分比。

4. 低 HDL-C 患病率

低 HDL-C 患病率指低 HDL-C 血症患者（HDL-C≤1.04mmol/L）占血脂检测者的百分比。

5. 高 LDL-C 患病率

高 LDL-C 患病率指高 LDL-C 血症患者（LDL-C≥3.37mmol/L）占血脂检测者的百分比。

6. LDL-C 边缘升高患病率

LDL-C 边缘升高患病率指 LDL-C 边缘升高者（2.85≤LDL-C≤3.34mmol/L）占血脂检测者的百分比。

7. 血脂异常患病率

血脂异常患病率指测量结果异常（TC≥5.18 mmol/L 或 TG≥1.70mmol/L 或 HDL-C≤1.04mmol/L 或 LDL-C≥3.37mmol/L）占调查样本的百分比。

二、样本情况

本次研究在全省 13 个区 / 县实际调查 6~17 岁儿童青少年人数为 3 616 人，其中血脂部分的有效样本为 3 591 人，有效率为 99.3%。城市 2 497 人（男生 1 262 人，女生 1 235 人），约占样本量的 69.5%；农村 1 094 人（男生 547 人，女生 547 人），约占样本量的 30.5%；6~8 岁、9~11 岁、12~14 岁、15~17 岁人群分别有 892 人、1 081 人、902 人、716 人，具体见表 13-1。

表 13-1　广东省 6~17 岁儿童青少年血脂调查对象基本情况

分组	城市		农村		合计	
	调查人数	构成比/%	调查人数	构成比/%	调查人数	构成比/%
性别						
男	1 262	50.5	547	50.0	1 809	50.4
女	1 235	49.5	547	50.0	1 782	49.6
年龄 / 岁						
6~8	619	24.8	273	25.0	892	24.8
9~11	759	30.4	322	29.4	1 081	30.1
12~14	623	24.9	279	25.5	902	25.1
15~17	496	19.9	220	20.1	716	20.0

三、血脂水平

1. 血清胆固醇（TC）

在有效调查样本 3 591 人中，血清 TC 平均浓度为 4.37mmol/L，其中城市（4.41mmol/L）高于农村（4.26mmol/L），女生（4.42mmol/L）高于男生（4.31mmol/L）；在不同地区、年龄、性别组中，城市 6~8 岁女生血清 TC 水平最高（4.68mmol/L），其次为城市 9~11 岁男生（4.52mmol/L）。随着年龄的增长，血清 TC 浓度呈下降趋势。详见图 13-1 和表 13-2。

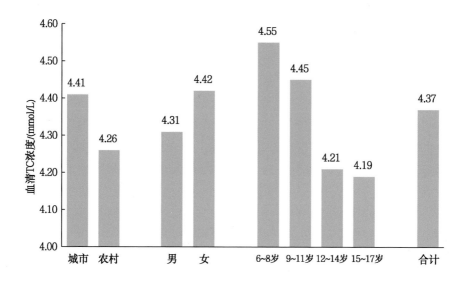

图 13-1　广东省 6~17 岁儿童青少年血清 TC 浓度

表 13-2　广东省 6~17 岁儿童青少年血清 TC 浓度

性别	年龄组/岁	城市/（mmol/L）	农村/（mmol/L）	合计/（mmol/L）
男	6~8	4.48	4.43	4.47
	9~11	4.52	4.36	4.47
	12~14	4.20	3.97	4.13
	15~17	4.12	3.99	4.08
	小计	4.35	4.20	4.31
女	6~8	4.68	4.53	4.63
	9~11	4.46	4.37	4.43
	12~14	4.35	4.18	4.30
	15~17	4.37	4.16	4.31
	小计	4.47	4.32	4.42
合计	6~8	4.58	4.48	4.55
	9~11	4.49	4.36	4.45
	12~14	4.28	4.07	4.21
	15~17	4.25	4.07	4.19
	合计	4.41	4.26	4.37

2. 血清甘油三酯（TG）

血清 TG 平均浓度为 0.87mmol/L，其中农村（0.90mmol/L）高于城市（0.86mmol/L），女生（0.91mmol/L）高于男生（0.83mmol/L）；在不同地区、年龄、性别组中，农村 12~14 岁女生血清 TG 平均水平最高（1.01mmol/L），其次为城市 12~14 岁女生（0.99mmol/L）。详见图 13-2 和表 13-3。

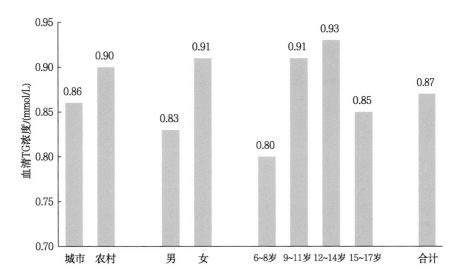

图 13-2　广东省 6~17 岁儿童青少年血清 TG 浓度

表 13-3　广东省 6~17 岁儿童青少年血清 TG 浓度

性别	年龄组 / 岁	城市 /（mmol/L）	农村 /（mmol/L）	合计 /（mmol/L）
男	6~8	0.75	0.77	0.75
	9~11	0.85	0.91	0.87
	12~14	0.87	0.85	0.86
	15~17	0.85	0.85	0.85
	小计	0.83	0.85	0.83
女	6~8	0.80	0.94	0.84
	9~11	0.94	0.97	0.95
	12~14	0.99	1.01	1.00
	15~17	0.84	0.85	0.85
	小计	0.90	0.95	0.91

性别	年龄组/岁	城市/(mmol/L)	农村/(mmol/L)	合计/(mmol/L)
合计	6~8	0.77	0.86	0.80
	9~11	0.89	0.94	0.91
	12~14	0.93	0.93	0.93
	15~17	0.85	0.85	0.85
	合计	0.86	0.90	0.87

3. 血清高密度脂蛋白胆固醇（HDL-C）

血清 HDL-C 平均浓度为 1.43mmol/L，其中城市（1.45mmol/L）高于农村（1.39mmol/L），女生（1.44mmol/L）稍高于男生（1.42mmol/L）；在不同地区、年龄、性别组中，城市 6~8 岁男生和女生血清 HDL-C 平均水平最高（均为 1.51mmol/L）；随着年龄的增长，血清 HDL-C 浓度呈现下降趋势。详见图 13-3 和表 13-4。

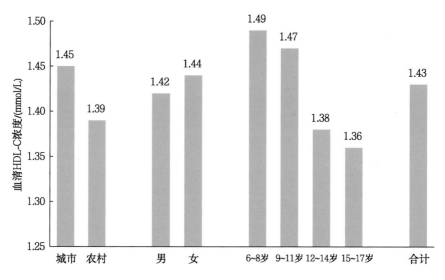

图 13-3　广东省 6~17 岁儿童青少年血清 HDL-C 浓度

4. 血清低密度脂蛋白胆固醇（LDL-C）

血清 LDL-C 平均浓度为 2.33mmol/L，其中城市（2.33mmol/L）稍高于农村（2.32mmol/L），女生（2.36mmol/L）高于男生（2.30mmol/L）；在不同地区、年龄、性

别组中,农村 6~8 岁女生血清 LDL-C 平均水平最高(2.53mmol/L);随着年龄增长,血清 LDL-C 浓度呈现下降趋势。详见图 13-4 和表 13-5。

表 13-4　广东省 6~17 岁儿童青少年血清 HDL-C 浓度

性别	年龄组 / 岁	城市 /(mmol/L)	农村 /(mmol/L)	合计 /(mmol/L)
男	6~8	1.51	1.45	1.49
	9~11	1.49	1.46	1.48
	12~14	1.39	1.35	1.38
	15~17	1.32	1.28	1.31
	小计	1.44	1.39	1.42
女	6~8	1.51	1.43	1.49
	9~11	1.47	1.41	1.45
	12~14	1.40	1.38	1.39
	15~17	1.44	1.35	1.41
	小计	1.46	1.40	1.44
合计	6~8	1.51	1.44	1.49
	9~11	1.48	1.43	1.47
	12~14	1.39	1.36	1.38
	15~17	1.38	1.31	1.36
	合计	1.45	1.39	1.43

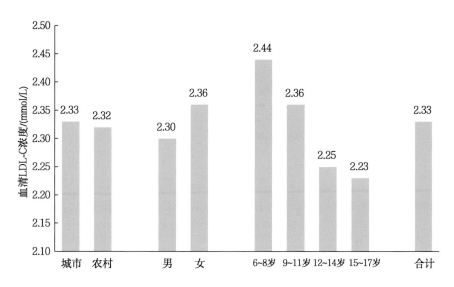

图 13-4　广东省 6~17 岁儿童青少年血清 LDL-C 浓度

表 13-5　广东省 6~17 岁儿童青少年血清 LDL-C 浓度

性别	年龄组 / 岁	城市 /（mmol/L）	农村 /（mmol/L）	合计 /（mmol/L）
男	6~8	2.34	2.47	2.38
	9~11	2.40	2.35	2.38
	12~14	2.21	2.10	2.18
	15~17	2.22	2.19	2.21
	小计	2.30	2.28	2.30
女	6~8	2.50	2.53	2.51
	9~11	2.32	2.41	2.34
	12~14	2.34	2.26	2.32
	15~17	2.26	2.22	2.25
	小计	2.36	2.36	2.36
合计	6~8	2.42	2.50	2.44
	9~11	2.36	2.38	2.36
	12~14	2.28	2.18	2.25
	15~17	2.24	2.21	2.23
	合计	2.33	2.32	2.33

四、血脂异常患病情况

1. 高 TC 患病率

广东省 6~17 岁儿童青少年高 TC 患病率为 13.4%，其中城市（14.5%）高于农村（11.0%），女生（15.0%）高于男生（11.8%）；在不同地区、年龄、性别组中，城市 6~8 岁女生高 TC 患病率最高（21.6%），其次为城市 6~8 岁男生（19.4%）；随着年龄的增加，高 TC 患病率呈下降趋势。详见图 13-5 和表 13-6。

广东省 6~17 岁儿童青少年边缘高 TC 患病率为 31.4%，其中城市（33.2%）高于农村（27.2%），女生（32.9%）高于男生（30.0%）；在不同地区、年龄、性别组中，城市 6~8 岁女生边缘高 TC 患病率最高（40.7%），其次为城市 9~11 岁男生（35.6%）；随着年龄的增加，边缘高 TC 患病率呈下降趋势。详见图 13-6 和表13-7。

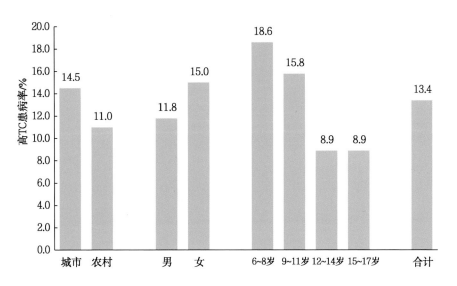

图 13-5 广东省 6~17 岁儿童青少年高 TC 患病率

表 13-6 广东省 6~17 岁儿童青少年高 TC 患病率

性别	年龄组 / 岁	城市 /%	农村 /%	合计 /%
男	6~8	19.4	11.9	17.2
	9~11	16.1	12.5	15.0
	12~14	7.3	3.6	6.1
	15~17	7.3	8.0	7.5
	小计	13.0	9.1	11.8
女	6~8	21.6	16.5	20.0
	9~11	16.8	16.0	16.6
	12~14	12.1	10.8	11.7
	15~17	12.4	5.6	10.4
	小计	16.0	12.8	15.0
合计	6~8	20.5	14.3	18.6
	9~11	16.5	14.3	15.8
	12~14	9.6	7.2	8.9
	15~17	9.9	6.8	8.9
	合计	14.5	11.0	13.4

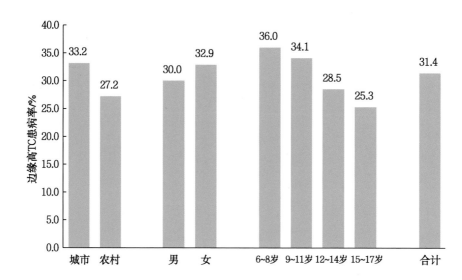

图 13-6　广东省 6~17 岁儿童青少年边缘高 TC 患病率

表 13-7　广东省 6~17 岁儿童青少年边缘高 TC 患病率

性别	年龄组 / 岁	城市 /%	农村 /%	合计 /%
男	6~8	33.1	35.1	33.7
	9~11	35.6	34.4	35.2
	12~14	30.1	19.3	26.8
	15~17	25.1	13.1	21.4
	小计	31.5	26.3	30.0
女	6~8	40.7	33.1	38.3
	9~11	35.3	27.8	33.0
	12~14	32.2	25.9	30.3
	15~17	30.9	25.2	29.2
	小计	35.0	28.2	32.9
合计	6~8	36.8	34.1	36.0
	9~11	35.4	31.1	34.1
	12~14	31.1	22.6	28.5
	15~17	28.0	19.1	25.3
	合计	33.2	27.2	31.4

2. 高 TG 患病率

广东省 6~17 岁儿童青少年高 TG 患病率为 4.0%,其中农村（4.4%）高于城市（3.8%）,女生（4.7%）高于男生（3.2%）;在不同地区、年龄、性别组中,农村12~14 岁女生高 TG 患病率最高（7.9%）。详见图 13-7 和表 13-8。

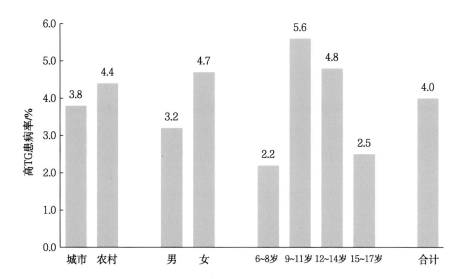

图 13-7　广东省 6~17 岁儿童青少年高 TG 患病率

表 13-8　广东省 6~17 岁儿童青少年高 TG 患病率

性别	年龄组 / 岁	城市 /%	农村 /%	合计 /%
男	6~8	1.6	2.2	1.8
	9~11	5.5	5.0	5.3
	12~14	1.9	2.1	2.0
	15~17	3.2	3.5	3.3
	小计	3.2	3.3	3.2
女	6~8	1.3	5.8	2.7
	9~11	6.1	5.6	6.0
	12~14	7.5	7.9	7.6
	15~17	1.6	1.9	1.7
	小计	4.4	5.5	4.7

性别	年龄组/岁	城市/%	农村/%	合计/%
合计	6~8	1.5	4.0	2.2
	9~11	5.8	5.3	5.6
	12~14	4.7	5.0	4.8
	15~17	2.4	2.7	2.5
	合计	3.8	4.4	4.0

3. 低 HDL-C 患病率

广东省 6~17 岁儿童青少年低 HDL-C 患病率为 5.2%,其中农村(6.9%)高于城市(4.5%),男生(5.6%)高于女生(4.8%);在不同地区、年龄、性别组中,城市 15~17 岁男生低 HDL-C 患病率最高(10.9%),其次为农村 15~17 岁男生(9.7%);随着年龄增长,低 HDL-C 患病率升高。详见图 13-8 和表 13-9。

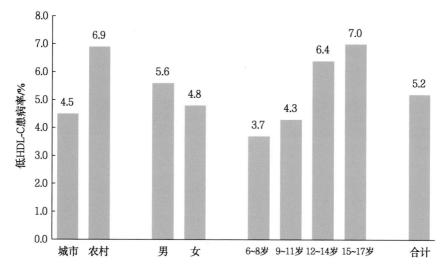

图 13-8　广东省 6~17 岁儿童青少年低 HDL-C 患病率

4. 高 LDL-C 患病率

广东省 6~17 岁儿童青少年高 LDL-C 患病率为 5.2%,其中农村(5.8%)略高于城市(5.0%),女生(6.0%)高于男生(4.4%);在不同地区、年龄、性别组中,农村 6~8 岁女生高 LDL-C 患病率最高（10.1%），其次为农村 9~11 岁女生（8.6%）；随着年龄的增长，高 LDL-C 患病率呈下降趋势。详见图 13-9 和表 13-10。

表 13-9　广东省 6~17 岁儿童青少年低 HDL-C 患病率

性别	年龄组 / 岁	城市 /%	农村 /%	合计 /%
男	6~8	3.2	5.2	3.8
	9~11	2.1	4.4	2.8
	12~14	5.7	9.3	6.8
	15~17	10.9	9.7	10.6
	小计	5.0	6.9	5.6
女	6~8	3.0	5.0	3.6
	9~11	5.1	7.4	5.8
	12~14	5.5	7.2	6.1
	15~17	1.6	7.5	3.4
	小计	4.0	6.8	4.8
合计	6~8	3.1	5.1	3.7
	9~11	3.6	5.9	4.3
	12~14	5.6	8.2	6.4
	15~17	6.2	8.6	7.0
	合计	4.5	6.9	5.2

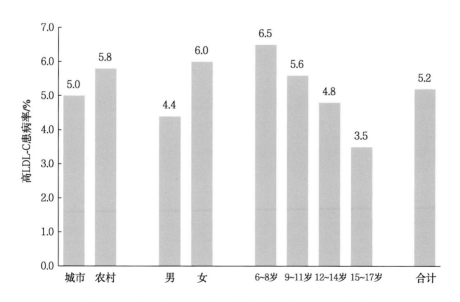

图 13-9　广东省 6~17 岁儿童青少年高 LDL-C 患病率

表 13-10　广东省 6~17 岁儿童青少年高 LDL-C 患病率

性别	年龄组 / 岁	城市 /%	农村 /%	合计 /%
男	6~8	4.1	6.0	4.7
	9~11	5.7	5.6	5.7
	12~14	3.2	1.4	2.6
	15~17	3.6	5.2	4.4
	小计	4.3	4.8	4.4
女	6~8	7.5	10.1	8.3
	9~11	4.3	8.6	5.6
	12~14	8.1	4.3	7.0
	15~17	2.4	2.8	2.5
	小计	5.7	6.8	6.0
合计	6~8	5.8	8.1	6.5
	9~11	5.0	7.1	5.6
	12~14	5.6	2.9	4.8
	15~17	3.0	4.5	3.5
	合计	5.0	5.8	5.2

广东省 6~17 岁儿童青少年边缘高 LDL-C 患病率为 11.6%,其中城市(11.9%)略高于农村(11.1%),女生(11.8%)略高于男生(11.4%);在不同地区、年龄、性别组中,城市 6~8 岁男生边缘高 LDL-C 患病率最高(15.9%);随着年龄的增长,边缘高 LDL-C 患病率呈下降趋势。详见图 13-10 和表 13-11。

5. 血脂异常患病率

广东省 6~17 岁儿童青少年血脂异常率为 21.2%,其中城市(21.5%)高于农村(20.7%),女生(22.7%)高于男生(19.8%);在不同地区、年龄、性别组中,农村 9~11 岁女生血脂异常率最高(26.5%);随着年龄的增长,血脂异常率呈下降趋势。详见图 3-11 和表 3-12。

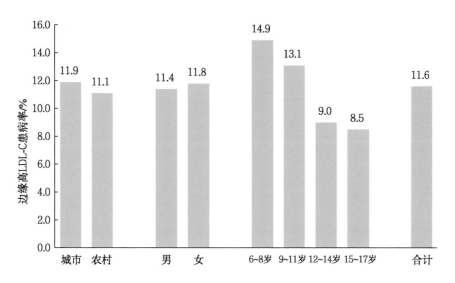

图 13-10　广东省 6~17 岁儿童青少年边缘高 LDL-C 患病率

表 13-11　广东省 6~17 岁儿童青少年边缘高 LDL-C 患病率

性别	年龄组 / 岁	城市 /%	农村 /%	合计 /%
男	6~8	15.9	15.7	15.8
	9~11	14.3	9.4	12.8
	12~14	9.2	6.4	8.3
	15~17	8.1	7.1	7.8
	小计	12.2	9.7	11.4
女	6~8	14.4	12.9	14.0
	9~11	13.4	13.6	13.4
	12~14	8.1	12.9	9.6
	15~17	9.2	9.3	9.3
	小计	11.5	12.4	11.8
合计	6~8	15.2	14.3	14.9
	9~11	13.8	11.5	13.1
	12~14	8.7	9.7	9.0
	15~17	8.7	8.2	8.5
	合计	11.9	11.1	11.6

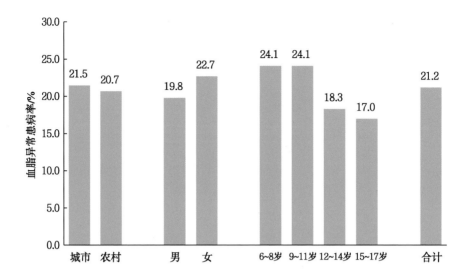

图 13-11　广东省 6~17 岁儿童青少年血脂异常患病率

表 3-12　广东省 6~17 岁儿童青少年血脂异常患病率

性别	年龄组 / 岁	城市 /%	农村 /%	合计 /%
男	6~8	23.9	20.9	23.0
	9~11	22.3	20.6	21.8
	12~14	14.6	14.3	14.5
	15~17	19.4	19.5	19.4
	小计	20.2	18.8	19.8
女	6~8	25.2	25.2	25.2
	9~11	26.2	26.5	26.3
	12~14	21.8	23.0	22.2
	15~17	15.7	12.1	14.6
	小计	22.8	22.5	22.7
合计	6~8	24.6	23.1	24.1
	9~11	24.2	23.6	24.1
	12~14	18.1	18.6	18.3
	15~17	17.5	15.9	17.0
	合计	21.5	20.7	21.2

五、小结

1. 广东省 6~17 岁儿童青少年高 TC 和边缘高 TC 患病率分别为 13.4% 和 31.4%,其中城市均高于农村,女生均高于男生;在不同地区、年龄、性别组中,城市 6~8 岁女生高 TC 患病率最高(21.6%),而城市 6~8 岁女生边缘高 TC 患病率最高(40.7%);随着年龄的增加,高 TC 和边缘高 TC 患病率呈下降趋势。

2. 广东省 6~17 岁儿童青少年高 TG 患病率为 4.0%,其中农村高于城市,女生高于男生;不同地区、年龄、性别组中,农村 12~14 岁女生高 TG 患病率最高(7.9%)。

3. 广东省 6~17 岁儿童青少年高 LDL-C 和边缘高 LDL-C 率分别为 5.2% 和 11.6%,其中农村 6~8 岁女生高 LDL-C 患病率最高(10.1%),而城市 6~8 岁男生边缘高 LDL-C 患病率最高(15.9%);随着年龄的增长,高 LDL-C 和边缘高 LDL-C 患病率呈下降趋势。低 HDL-C 患病率为 5.2%,其中城市 15~17 岁男生低 HDL-C 患病率最高(10.9%);随着年龄增长,低 HDL-C 患病率升高。

4. 广东省 6~17 岁儿童青少年血脂异常率为 21.2%,其中城市(21.5%)高于农村(20.7%),女生(22.7%)高于男生(19.8%);在不同地区、年龄、性别组中,农村 9~11 岁女生血脂异常率最高(26.5%);随着年龄的增长,血脂异常率呈下降趋势。

(李诗祺　吴　为)

第十四章　血糖水平和糖尿病患病情况

一、定义

1. 糖尿病

根据 1999 年 WHO 和国际糖尿病联盟（International Diabetes Federation, IDF）提出的诊断标准以及中华医学会糖尿病分会发表的《中国 2 型糖尿病防治指南（2020 年版）》，儿童及青少年糖尿病诊断标准与成人糖尿病诊断标准相同。即：

（1）典型糖尿病症状（多饮、多尿、多食、体重下降）加随机静脉血浆葡萄糖≥11.1mmol/L。

（2）空腹血浆葡萄糖≥7.0mmol/L；或葡萄糖负荷后 2h 血浆葡萄糖≥11.1mmol/L。

本次调查中符合下列条件之一者确诊为糖尿病：①本次调查中空腹血糖（fasting blood glucose，FBG）≥7.0mmol/L；②被乡镇 / 社区级及以上医疗机构确诊。

2. 糖尿病知晓率

糖尿病知晓率指所有糖尿病患者中，已明确被乡镇 / 社区级或以上医院诊断为糖尿病所占的比例。

3. 糖尿病治疗率

糖尿病治疗率指全部糖尿病患者中，采取措施（包括生活方式和药物）控制血糖的患者所占的比例。

二、样本情况

本次调查共有 3 591 名 6~17 岁儿童青少年检测了空腹血糖，其中问卷调

查完整的总计 3 585 人，应答率为 99.8%。空腹血糖部分的有效样本中，男生
1 807 人（50.4%），女生 1 778 人（49.6%）；城市 2 495 人（占 69.6%），农村 1 090
人（占 30.4%）；6~8 岁、9~11 岁、12~14 岁和 15~17 岁分别有 902 人、1 069 人、
902 人、712 人，详见附表 14-1。

表 14-1　广东省 6~17 岁儿童青少年空腹血糖调查对象基本特征

性别	年龄组/岁	城市		农村		合计	
		调查人数	构成比/%	调查人数	构成比/%	调查人数	构成比/%
男	6~8	317	12.7	137	12.6	454	12.6
	9~11	380	15.2	157	14.4	537	15.0
	12~14	319	12.8	139	12.8	458	12.8
	15~17	245	9.8	113	10.3	358	10.0
	小计	1 261	50.5	546	50.1	1 807	50.4
女	6~8	307	12.3	141	12.9	448	12.5
	9~11	374	15.0	158	14.5	532	14.8
	12~14	306	12.3	138	12.7	444	12.4
	15~17	247	9.9	107	9.8	354	9.9
	小计	1 234	49.5	544	49.9	1 778	49.6
合计	6~8	624	25.0	278	25.5	902	25.2
	9~11	754	30.2	315	28.9	1 069	29.7
	12~14	625	25.1	277	25.4	902	25.2
	15~17	492	19.7	220	20.2	712	19.9
	合计	2 495	100.0	1 090	100.0	3 585	100.0

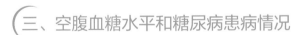

三、空腹血糖水平和糖尿病患病情况

1. 不同地区、年龄和性别人群空腹血糖水平

广东省 6~17 岁儿童青少年的空腹血糖均值为 5.3mmol/L，其中男生
（5.4mmol/L）略高于女生（5.2mmol/L），城市（5.4mmol/L）略高于农村（5.3mmol/L）；
在不同地区、年龄、性别组中，城市 12~14 岁男生空腹血糖值最高（5.6mmol/L）。
详见图 14-1、表 14-2。

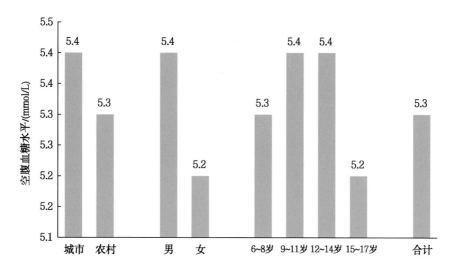

图 14-1　广东省 6~17 岁儿童青少年空腹血糖水平

表 14-2　广东省 6~17 岁儿童青少年空腹血糖水平

性别	年龄组 / 岁	城市 /（mmol/L）	农村 /（mmol/L）	合计 /（mmol/L）
男	6~8	5.4	5.4	5.4
	9~11	5.5	5.4	5.4
	12~14	5.6	5.5	5.5
	15~17	5.4	5.2	5.2
	小计	5.4	5.3	5.4
女	6~8	5.2	5.2	5.2
	9~11	5.4	5.3	5.3
	12~14	5.5	5.3	5.4
	15~17	5.2	5.1	5.1
	小计	5.3	5.2	5.2
合计	6~8	5.3	5.3	5.3
	9~11	5.4	5.3	5.4
	12~14	5.5	5.4	5.4
	15~17	5.3	5.1	5.2
	合计	5.4	5.3	5.3

2. 不同地区、年龄、性别人群糖尿病患病率

广东省 6~17 岁儿童青少年糖尿病患病率为 0.3%，其中男生（0.4%）略高

于女生(0.3%),城市和农村相当,均为 0.3%;6~8 岁、9~11 岁、12~14 岁和 15~17 岁人群的患病率分别为 0.7%、0.3%、0.5% 和 0.0%。详见图 14-2 和表 14-3。

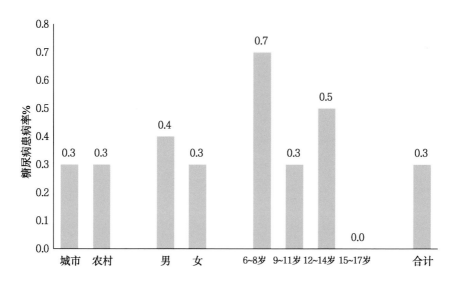

图 14-2　广东省 6~17 岁儿童青少年糖尿病患病率

表 14-3　广东省 6~17 岁儿童青少年糖尿病患病率

性别	年龄组 / 岁	城市 /%	农村 /%	合计 /%
男	6~8	0.0	1.9	1.3
	9~11	0.8	0.0	0.3
	12~14	0.0	0.5	0.3
	15~17	0.0	0.0	0.0
	小计	0.2	0.5	0.4
女	6~8	0.0	0.0	0.0
	9~11	1.0	0.0	0.4
	12~14	1.1	0.7	0.8
	15~17	0.0	0.0	0.0
	小计	0.5	0.1	0.3
合计	6~8	0.0	1.1	0.7
	9~11	0.9	0.0	0.3
	12~14	0.5	0.5	0.5
	15~17	0.0	0.0	0.0
	合计	0.3	0.3	0.3

四、糖尿病测量

广东省 6~17 岁儿童青少年血糖检测率为 12.2%,其中城市(16.4%)高于农村(10.0%),男生(14.6%)高于女生(9.3%);随着年龄的增加,居民血糖检测率有增加的趋势。如图 14-3 所示。

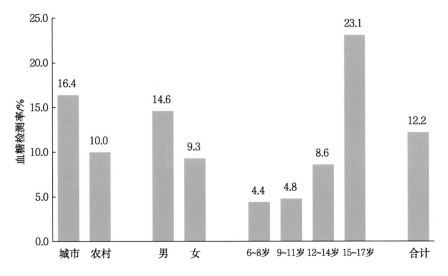

图 14-3 广东省 6~17 岁儿童青少年血糖检测率

五、小结

1. 广东省 6~17 岁儿童青少年血糖平均水平为 5.3mmol/L,其中城市与农村接近,男生稍高于女生,各年龄的血糖水平也较为接近。

2. 广东省 6~17 岁儿童青少年糖尿病患病率为 0.3%,其中城市和农村相当(0.3%),男生稍高于女生。

3. 广东省 6~17 岁儿童青少年血糖检测率为 12.2%,其中城市高于农村,男生高于女生。

(黄 芮 陈子慧)

第十五章　血尿酸水平和血尿酸偏高情况

（一、）定义

采用《中国高尿酸血症与痛风诊疗指南（2019）》中对高尿酸血症的诊断标准：无论成年男生还是女生，以非同日 2 次血尿酸水平超过 420μmol/L 为诊断标准。儿童青少年高尿酸血症诊断标准参照国外相关标准：血清尿酸水平儿童 1~12 个月 >500μmol/L，1~10 岁 >320μmol/L，11~15 岁男生 >470μmol/L，11~15 岁女生 >350μmol/L，15 岁以上同成人标准。

因本研究只检测了一次血尿酸，因此无法判断是否为高尿酸血症，但是参照相应年龄段血尿酸水平标准，超出的个体被描述为"血尿酸偏高"。

（二、）样本情况

实际回收调查问卷 3 616 份，其中血尿酸部分的有效样本为 3 590 人，有效率为 99.3%，其中城市 2 497 人（男生 1 262 人，女生 1 235 人），约占样本量的 69.6%；农村 1 093 人（男生 547 人，女生 546 人），约占样本量的 30.4%；6~8 岁、9~11 岁、12~14 岁、15~17 岁人群分别有 891 人、1 081 人、902 人、716 人，具体见表 15-1。

表 15-1　广东省 6~17 岁儿童青少年血尿酸调查对象基本情况

分组	城市		农村		合计	
	调查人数	构成比 /%	调查人数	构成比 /%	调查人数	构成比 /%
性别						
男	1 262	50.5	547	50.0	1 809	50.4
女	1 235	49.5	546	50.0	1 781	49.6

续表

分组	城市		农村		合计	
	调查人数	构成比/%	调查人数	构成比/%	调查人数	构成比/%
年龄/岁						
6~8	619	24.8	272	24.9	891	24.8
9~11	759	30.4	322	29.5	1 081	30.1
12~14	623	24.9	279	25.5	902	25.1
15~17	496	19.9	220	20.1	716	20.0

三、血尿酸水平和高尿酸血症患病情况

1. 不同地区、年龄和性别人群血尿酸水平

有效调查样本 3 590 人中,平均血尿酸含量为 377.0μmol/L,其中城市(384.9μmol/L)高于农村(372.9μmol/L),男生(404.9μmol/L)高于女生(344.2μmol/L);在不同地区、年龄、性别组中,农村 15~17 岁男生组血尿酸水平最高,为 467.7μmol/L;随着年龄的增长,血尿酸水平呈上升趋势。详见图 15-1 和表 15-2。

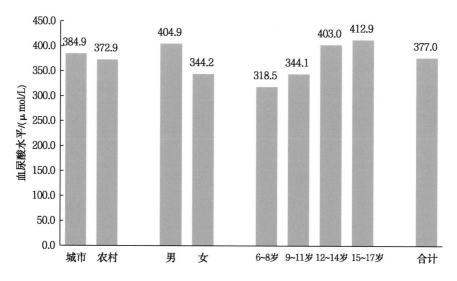

图 15-1 广东省 6~17 岁儿童青少年血尿酸水平

表 15-2　广东省 6~17 岁儿童青少年血尿酸水平

性别	年龄组 / 岁	城市 /（μmol/L）	农村 /（μmol/L）	合计 /（μmol/L）
男	6~8	338.6	310.4	320.1
	9~11	359.6	341.7	348.2
	12~14	453.4	434.2	440.9
	15~17	466.1	467.7	467.2
	小计	411.1	401.8	404.9
女	6~8	328.4	309.7	316.4
	9~11	345.2	335.9	339.3
	12~14	366.5	351.8	357.2
	15~17	368.3	347.1	353.6
	小计	354.6	338.8	344.2
合计	6~8	334.0	310.1	318.5
	9~11	353.0	339.0	344.1
	12~14	413.0	397.5	403.0
	15~17	419.5	410.0	412.9
	合计	384.9	372.9	377.0

2. 不同地区、年龄和性别人群血尿酸偏高率

广东省 6~17 岁儿童青少年血尿酸偏高率为 44.8%，其中城市（49.6%）高于农村（42.4%），男生（50.1%）高于女生（38.6%）；在不同地区、年龄、性别组中，城市 15~17 岁男生的血尿酸偏高率最高（68.5%），其次为农村 15~17 岁男生（65.5%）。详见图 15-2 和表 15-3。

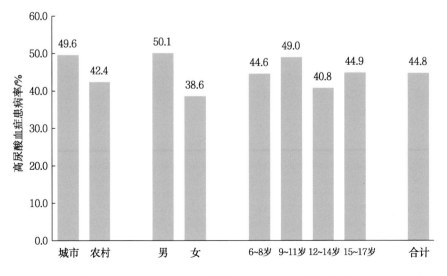

图 15-2　广东省 6~17 岁儿童青少年血尿酸偏高率

表 15-3　广东省 6~17 岁儿童青少年血尿酸偏高率

性别	年龄组/岁	城市/%	农村/%	合计/%
男	6~8	57.4	40.3	46.2
	9~11	48.4	44.3	45.8
	12~14	37.8	30.3	32.9
	15~17	68.5	65.5	66.5
	小计	54.2	48.1	50.1
女	6~8	50.6	38.2	42.6
	9~11	54.2	52.2	52.9
	12~14	56.5	46.8	50.4
	15~17	24.8	19.8	21.3
	小计	44.2	35.7	38.6
合计	6~8	54.3	39.4	44.6
	9~11	51.0	47.9	49.0
	12~14	46.5	37.6	40.8
	15~17	47.7	43.6	44.9
	合计	49.6	42.4	44.8

四、小结

1. 广东省 6~17 岁儿童青少年血尿酸平均水平为 377.0μmol/L,其中城市(384.9μmol/L)高于农村(372.9μmol/L),男生(404.9μmol/L)高于女生(344.2μmol/L);随着年龄的增长,血尿酸水平呈上升趋势。

2. 儿童青少年血尿酸偏高率为 44.8%,其中城市(49.6%)高于农村(42.4%),男生(50.1%)高于女生(38.6%);城市 15~17 岁男生血尿酸偏高率最高(68.5%),其次为农村 15~17 岁男生(65.5%)

(马景泰　陈少威)

第四部分

结论和建议

儿童青少年时期不仅是生长发育的关键时期,也是饮食行为形成的关键时期。引导儿童青少年学习营养知识,有利于他们培养良好的饮食行为习惯,促进他们的终身健康。近年来,广东省儿童青少年的膳食营养和健康状况明显改善,但膳食结构不合理、营养不良、营养相关慢性病并存等问题依然严峻,如不及时采取有效措施,这些问题将成为影响居民素质和社会经济发展的严重公共卫生问题。本书利用 2016—2017 年开展的中国儿童与乳母营养健康监测的调查数据,分析儿童青少年的营养健康状况,挖掘主要问题,为政府制定相关的健康政策提供科学依据。

第十六章 主要发现和政策建议

一、主要发现

（一）谷薯类主食摄入数量充足,速食食品消费占比较高,膳食结构尚不合理

广东省 6~17 岁儿童青少年膳食中谷薯类摄入充足,食用油、食用盐的平均用量均未超过膳食指南推荐上限。然而,全谷物和杂豆、蔬菜、水果、奶及奶制

品、大豆及坚果均摄入不足,动物性食物摄入过多,以猪肉为主。儿童青少年摄入较多的是糖果、蜜饯,饮料和速食食品,其中速食食品(主要是方便食品)摄入量较大,需要重点关注。

广东省 6~17 岁儿童青少年的三大营养素供能比在膳食指南推荐量范围内,然而多种营养素摄入并不均衡。因蔬菜、水果、全谷物和杂豆的摄入量低,儿童青少年的膳食纤维和多种维生素摄入不足;超过一半的儿童青少年总维生素 A、维生素 C、硫胺素、核黄素的摄入量达不到平均需要量,存在摄入不足的风险。同时,超过一半的儿童青少年存在钙、钾、硒、锰等多种矿物质摄入不足的状况,以钙缺乏尤为显著,可能与奶及奶制品摄入量偏低有关。虽然食盐的烹调用量没有超过膳食指南推荐量上限,但 58.6% 的儿童青少年钠的摄入量超过 PI-NCD,这可能与酱油、味精等其他调味品以及速食食品等加工食品的摄入有关。

(二)良好生活习惯未能养成,行为危险因素较为普遍

广东省 6~17 岁儿童青少年身体活动不足的情况仍然存在,超过一半的儿童青少年达不到每天至少 1h 中 / 高强度活动标准;做家务时间非常少,平均每天只有 7.3min。另一方面,近一半的儿童青少年每天视频时间超过 2h,并随年龄增长而增加。睡眠不足问题依然严峻,近一半的儿童青少年睡眠不足。被动吸烟问题严峻,有 48.6% 的儿童青少年曾遭受二手烟的危害,而遭受二手烟危害的儿童青少年中有 27.9% 的儿童青少年每天都在遭受二手烟的危害。儿童青少年饮酒率为 22.0%,农村高于城市,饮酒率随年龄的增长呈显著上升趋势。早晨和晚上睡前都刷牙的比例仅为 53.6%,使用含氟牙膏的比例为 29.5%。部分儿童青少年存在“闯红灯、乱穿马路”“过马路不走斑马线 / 过街天桥 / 地下通道”“从不使用安全带”等危险行为。

(三)部分儿童青少年常见疾病和伤害多发

因观看屏幕时间较长、身体活动不足、户外时间不够等原因,广东省 6~17 岁儿童青少年视力问题突出,视力不良率达到 36.9%,其中重度视力不良的比例为 18.3%,且随着年龄增加,视力不良率升高;近视患病率为 33.7%,低于全国平均水平,但随着年龄的增加,近视患病率从 1.5% 上升至 62.9%。哮喘患病率较低(1.2%),以 15~17 岁组哮喘的比例最高,为 2.2%。儿童青少年发生过伤害的比例为 10.4%,应重点关注男生 12~14 岁组群体,尤其是农村中 12~14 岁男

生,曾发生伤害的比例达 16.6%。

(四)营养不足问题缓解,营养不均衡增加营养相关慢性病的发生风险

膳食结构不合理和不良饮食行为导致营养不足和营养过剩并存。广东省儿童青少年维生素 A 平均缺乏率较低,但边缘缺乏率较高(9.7%);儿童青少年低血清锌率为 8.9%,在 12~14 岁年龄组出现最大值,应重点关注农村 12~14 岁男生;维生素 D 不足率较高(29.2%),15~17 岁年龄组尤为显著。

广东省 6~17 岁儿童青少年营养不足相关疾病得到改善,但部分地区的相关患病率依然处于较高水平。儿童青少年生长迟缓率、消瘦率、贫血率与 2002 年相比均有较大的改善。营养不足相关疾病得到改善的同时,营养过剩相关疾病发展迅速。儿童青少年超重率、肥胖率、中心性肥胖率分别为 7.5%、4.7%、8.4%,均高于 2012 年平均水平;儿童青少年开始出现血压、血脂和血尿酸偏高的问题,尤其血尿酸偏高率高达 44.8%,应重点关注。

二、政策建议

(一)广泛动员,凝聚共识,将营养改善和健康促进政策融入各项公共卫生政策中

贯彻落实国家出台的各项相关政策文件,不断推进"健康中国"战略,持续贯彻《健康中国行动(2019—2030 年)》《国民营养计划(2017—2030 年)》《中国儿童发展纲要(2021—2030 年)》《中国食物与营养发展纲要(2021—2035 年)》,以及《学校食品安全与营养健康管理规定》《儿童青少年肥胖防控实施方案》《营养与健康学校建设指南》等文件精神。扎实稳步将"合理膳食行动""健康知识普及行动""全民健身运动""中小学生健康促进活动""戒烟行动""学生营养改善行动"等落实到实际工作中。按照 GB 7718—2011《食品安全国家标准预包装食品标签通则》、GB 28050—2011《食品安全国家标准预包装食品营养标签通则》等标签标识相关规定,对能量、营养成分及营养声称等标识作出规定,规范指导企业生产,引导儿童青少年合理选择食物。健康生活方式的倡导与落实离不开健康的食物消费环境,应以营养导向为指导,构建新型食物生产加工消费模式。将营养与健康理念贯穿于食物生产、加工、烹调、

选购、进餐的各个环节和体系中,营造健康的食物消费环境。

(二)以中小学校为重点,动员家庭、学校、社区和社会力量,提高儿童青少年的健康意识,倡导健康的生活方式

中小学生处于成长发育的关键阶段,应动员家庭、学校、社区和社会共同维护中小学生的身心健康,引导学生从小养成健康生活习惯,锻炼健康体魄,预防近视、肥胖等疾病。不合理的膳食结构和生活方式是导致学生体质下降、常见疾病和膳食相关慢性病发生发展的重要危险因素。坚持预防为主,倡导健康的生活方式,培养孩子"做自己健康的第一责任人"意识。建立并完善省级健康科普专家库,开展健康科普活动。充分发挥专家的作用,利用新媒体开展形式多样、生动活泼的健康教育,大力宣传《中国居民平衡膳食指南(2022)》,引导儿童青少年合理膳食。动员更多的社会力量参与健康知识普及工作。医务人员掌握与岗位相适应的健康科普知识,并在诊疗过程中主动提供健康指导。加大膳食营养和健康知识宣传力度,以中小学校为重点,动员家庭、学校、社区和社会的力量,全面普及膳食营养知识,倡导减盐、减油、减糖,同时加强促进"三健"活动。鼓励儿童青少年多吃豆类、奶类、蔬菜、水果等健康饮食,杜绝高盐、高糖、高脂食品进校园。家庭食物购买和烹饪对整个家庭的膳食行为影响很大,倡导父母树立良好的榜样。

(三)加强领导,分类指导,积极应对营养缺乏和过剩的双重挑战

广东省儿童青少年面临营养不足和过剩的双重挑战。随着经济的发展,营养不良率和贫血患病率下降,但对于经济欠发达的农村地区,或部分特殊人群,营养缺乏依然是一个突出的问题。营养不足的另一个突出问题是膳食纤维和部分微量营养素的缺乏,食物强化和膳食结构优化是解决广泛性微量营养素缺乏的有效办法。

在经济发展和营养不断改善的同时,广东省儿童青少年也面临着营养过剩及相关慢性病迅猛发展的挑战。儿童青少年膳食结构不尽合理,蔬菜水果和奶类摄入不足,身体活动不足,被动吸烟和饮酒现象普遍,超重、肥胖、高血压、高血脂、高尿酸血症等的患病率呈现上升趋势。应针对重点营养问题采取综合干预措施,特别是针对当前日益突出的超重肥胖、血压偏高、血脂异常、血尿酸偏高等问题,进一步加大力度进行干预。需要继续加大推进健康支持性环境建设的力度,改善饮食产品的供应环境,如推动营养健康食堂、营养健康餐厅的发

展,鼓励食品企业生产低油、低糖的食品。要改善促进身体活动的支持环境,加强对人行道、自行车道、健康步道的建设,鼓励绿色出行。加大对体育、健身、娱乐场所、公园等场地中促进身体活动的设施的建设,并且向公众开放。加大营养健康知识宣教的力度,继续大力推进"三减三健"全民健康生活方式行动中的健康体重专项行动。强化体育课和课外锻炼,确保中小学生在校时每天有 1h 以上体育活动的时间。积极引导并支持社会力量开展各类儿童青少年体育活动,采取措施限制学生网络游戏的使用时间。

(四)加强人才培养力度,为儿童青少年营养健康保驾护航

强化营养人才的专业教育和高层次人才的培养力度,推进对医院、妇幼保健机构、基层医疗卫生机构的临床医生、集中供餐单位配餐人员等的营养培训。开展营养师、营养指导员、营养配餐员等人才的培养工作,推动有条件的学校、幼儿园、养老机构等场所配备或聘请营养师。充分利用社会资源开展营养教育培训。鼓励学校配备食品安全员、营养指导员和健康教育教师三类人员和制定相应的培训、考核制度,对学生开展食品安全、合理膳食和卫生防疫等方面的健康教育工作,以增强其营养健康意识,增强学校的食品安全意识,强化学校的营养配餐技能,不断提升学校营养与健康工作的质量。各级政府应把加强营养职业人才(注册营养师、公共营养师、营养指导员等)的培训和队伍建设作为落实合理膳食行动、实现"健康中国"行动目标的重要措施。

(五)完善监测系统,加强科学研究,为政府制定膳食营养和健康政策提供依据

持续开展儿童青少年营养与健康状况、食物成分的监测等工作,动态掌握学生膳食及营养状况的变化情况,评价营养改善工作的成效,及时发现问题,实时调整和完善儿童青少年营养改善的策略,细化相关的工作措施。全面加强儿童青少年视力健康及其相关危险因素监测网络、数据收集与信息化的建设。全面开展对儿童生长发育的监测和评价工作,依据工作实际和科学研究进展不断更新儿童肥胖预防和干预的适宜技术,针对不同肥胖风险的儿童进行分类管理,引导儿童形成健康合理膳食的习惯和充足体育锻炼的生活方式,实现营养的供需平衡,完成儿童肥胖综合预防和干预工作。

第十七章 膳 食 指 导

综合前述调查,饮食上,广东省儿童青少年膳食结构不合理和不良饮食行为导致儿童青少年营养不足和营养过剩并存。膳食结构尚不合理表现在:全谷物和杂豆、蔬菜类、水果类、奶及奶制品、大豆及坚果类摄入不足,动物性食物摄入过多,糖果、蜜饯,饮料和速食食品摄入较多。因此,儿童青少年出现多种维生素与矿物质摄入不足的情况,以钙摄入不足尤为显著,但存在钠摄入过量的风险。身体活动方面,儿童青少年身体活动不足,屏幕时间随年龄增长而增加,近一半的儿童青少年睡眠不足。广东省儿童青少年营养不足相关疾病(如贫血)相比十年前得到显著改善,但营养过剩相关疾病发展迅速,开始出现血压、血脂和血尿酸偏高的问题。

一、儿童青少年的膳食指导原则

结合广东儿童青少年饮食实际,在《中国居民膳食指南(2022)》"平衡膳食八准则"的指引下,因地制宜合理膳食。

广东省儿童青少年的饮食建议应遵循《中国居民膳食指南(2022)》提出的平衡膳食八条准则:食物多样,合理搭配;吃动平衡,健康体重;多吃蔬果、奶类、全谷、大豆;适量吃鱼、禽、蛋、瘦肉;少盐少油,控糖限酒;规律进餐,足量饮水;会烹会选,会看标签;公筷分餐,杜绝浪费。具体饮食建议见图 17-1 和图 17-2。

学龄儿童处于特殊生理阶段,生长发育迅速,需要充足营养以保证其健康成长。学龄儿童时期也是一个人饮食行为和生活方式形成的关键时期,从这个阶段开始培养健康饮食行为和生活方式将受益终身。为此,在《中国居民膳食指南(2022)》一般人群膳食指南的基础上,中国营养学会制定了《中国学龄儿童膳食指南(2022)》,增加了平衡膳食五条准则:一是主动参与食物选择和制作,提高营养素养;二是吃好早餐,合理选择零食,培养健康饮食行为;三是天天喝奶,足量饮水,不喝含糖饮料,禁止饮酒;四是多户外活动,少视屏时间,每天60min 以上的中高强度身体活动;五是定期监测体格发育,保持体重适宜增长。具体饮食建议见图 17-3。

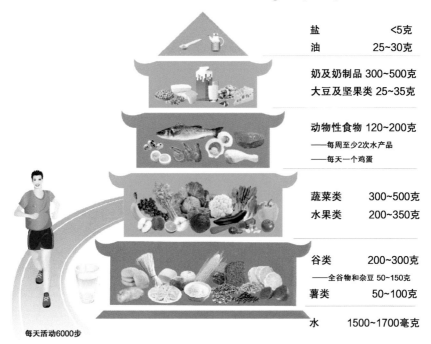

图 17-1　中国居民平衡膳食宝塔

资料来源:中国营养学会《中国居民膳食指南（2022）》

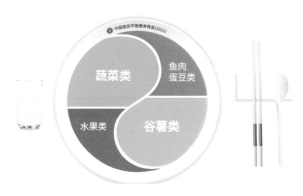

图 17-2　中国居民平衡膳食餐盘

资料来源:中国营养学会《中国居民膳食指南（2022）》

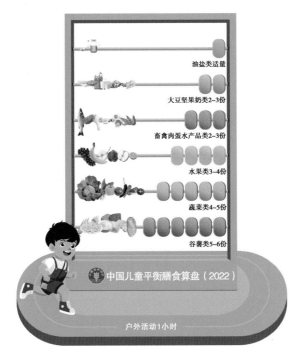

图 17-3　中国儿童平衡膳食餐盘

资料来源：中国营养学会《中国居民膳食指南（2022）》

　　按照不同年龄阶段学龄儿童的能量需求，《中国学龄儿童膳食指南（2022）》制定了 6~10 岁、11~13 岁和 14~17 岁学龄儿童平衡膳食宝塔。宝塔旁边的文字注释表明了不同年龄阶段的学龄儿童在不同能量需要水平时，一段时间内每人每天各类食物摄入量的建议值范围。具体见表 17-1。

表 17-1　不同年龄阶段学龄儿童能量、食物和身体活动建议

类别	6~10 岁	11~13 岁	14~17 岁
能量 /（kcal/d）	1 400~1 600	1 800~2 000	1 800~2 000
谷薯类 /（g/d）	150~200	225~250	250~300
蔬菜 /（g/d）	300	400~450	450~500
水果 /（g/d）	150~200	200~300	300~350
畜禽肉 /（g/d）	40	50	50~75
水产 /（g/d）	40	50	50~75

类别	6~10 岁	11~13 岁	14~17 岁
蛋类 /（g/d）	25~40	40~50	50
奶及奶制品 /（g/d）	300	300	300
大豆 /（g/周）	105	105	105~175
坚果 /（g/周）	50	50~70	50~75
油 /（g/d）	20~25	25~30	25~30
盐 /（g/d）	<4	<5	<5
水	6 岁：800ml/d 7~10 岁：1 000ml/d	男：1 300ml/d 女：1 100ml/d	男：1 400ml/d 女：1 200ml/d
饮水和整体膳食（包括食物中的水、汤、粥、奶等）水	6 岁：1 600ml/d 7~10 岁：1 800ml/d	男：2 300ml/d 女：2 000ml/d	男：2 500ml/d 女：2 200ml/d
校外接触自然光时间 /h	≥1	≥1	≥1
睡眠时间 /h	10	9	8
屏幕时间	单次 <15min 一天合计 <60min	单次 <15min 一天合计 <60min	单次 <15min 一天合计 <60min

注：在高温或高身体活动水平的条件下，应适当增加饮水量。

资料来源：《中国居民膳食指南（2022）》《广东省人民政府关于实施健康广东行动的意见》。

二、广东地区儿童青少年的膳食建议

1. 广东省 6~17 岁儿童膳食结构

总体来看，广东省 6~17 岁儿童青少年膳食中油、盐烹调用量和谷类摄入量在推荐摄入范围内，但膳食结构仍然存在不合理的地方，薯类、蔬菜类、水果类、奶及奶制品、大豆及坚果类、全谷物和杂豆摄入不足，动物性食物摄入过多，以猪肉为主。具体来看，全谷物和杂豆、水果摄入量不足尤为突出，分别仅为推荐量的 3%~8% 和 14%~25%，奶及奶制品、大豆、坚果、蔬菜、薯类摄入量明显不足，但动物性食物摄入量过多，达到推荐量的 1.07~1.78 倍。具体见表 17-2。

表 17-2　广东省 6~17 岁儿童主要食物摄入量与推荐量比较

食物类别	推荐量	摄入量	摄入量 / 推荐量
谷类 /（g/d）	200~300	276.2	0.92~1.38
薯类 /（g/d）	50~100	14.8	0.15~0.30
全谷物和杂豆 /（g/d）	50~150	4.0	0.03~0.08
蔬菜 /（g/d）	300~500	197.2	0.40~0.66
水果 /（g/d）	200~350	50.6	0.14~0.25
动物性食物 /（g/d）	120~200	214.4	1.07~1.78
畜禽肉 /（g/d）		155.1	
水产 /（g/d）		25.3	
蛋类 /（g/d）		34.0	
奶及奶制品 /（g/d）	300~500	72.7	0.14~0.24
大豆 /（g/ 周）	105~175	16.4	0.09~0.16
坚果 /（g/ 周）	50~75	2.4	0.03~0.05
油 /（g/d）	25~30	14.0	0.47~0.56
盐 /（g/d）	<5	4.9	0.98

注:此处摄入量为标准人日摄入量;畜禽肉、水产和蛋类的推荐量无具体数值。

2. 不同年龄段儿童膳食结构

随着年龄的增加,食物摄入量增加,11~13 岁组盐的摄入量超过推荐量;油的摄入量增加,但均未超出推荐范围;大豆摄入量增加,11~13 岁组和 14~17 岁组基本达到推荐量范围;奶及奶制品的摄入量增加,其中,6~13 岁组只有推荐量的 15% 左右,14~17 岁组则达到推荐量的 33%;坚果摄入量呈现增加的趋势,但 14~17 岁组也仅达到推荐量的 26%~39%。

随着年龄的增加,水果摄入量下降,6~10 岁组、11~13 岁组和 14~17 岁组依次为相应推荐量的 22%~30%、15%~23% 和 13%~15%;水产摄入量下降,6~10 岁组、11~13 岁组和 14~17 岁组依次为推荐量的 59%、51% 和 26%~39%;薯类摄入量总体下降,14~17 岁组不到推荐量的 14%~29%。

随着年龄的增加,畜禽肉的摄入量变化不大,一直稳居高位,6~10岁组、11~13岁组和14~17岁组依次为推荐量的310%、267%和207%~310%;蔬菜摄入量只有推荐量的45%左右;全谷物保持在很低的摄入水平,14~17岁组只占到推荐量的5%~9%。

具体见表17-3~表17-5。

表17-3 广东省6~10岁儿童主要食物摄入量与推荐量比较

食物类别	推荐量	摄入量	摄入量/推荐量
谷类/(g/d)	150~200	195.5	0.98~1.30
薯类/(g/d)	25~50	12.0	0.24~0.48
全谷物和杂豆/(g/d)	30~70	2.7	0.04~0.09
蔬菜/(g/d)	300	137.5	0.46
水果/(g/d)	150~200	44.7	0.22~0.30
畜禽肉/(g/d)	40	124.1	3.10
水产/(g/d)	40	23.6	0.59
蛋类/(g/d)	25~40	25.6	0.64~1.02
奶及奶制品/(g/d)	300	44.9	0.15
大豆/(g/周)	105	48.3	0.46
坚果/(g/周)	50	11.2	0.22
油/(g/d)	20~25	4.7	0.19~0.24
盐/(g/d)	<4	2.1	0.60

表17-4 广东省11~13岁儿童主要食物摄入量与推荐量比较

食物类别	推荐量	摄入量	摄入量/推荐量
谷类/(g/d)	225~250	253.2	1.01~1.13
薯类/(g/d)	25~50	13.6	0.27~0.54
全谷物和杂豆/(g/d)	30~70	3.5	0.05~0.12
蔬菜/(g/d)	400~450	181.0	0.45~0.40

续表

食物类别	推荐量	摄入量	摄入量 / 推荐量
水果 /（g/d）	200~300	45.2	0.15~0.23
畜禽肉 /（g/d）	50	133.6	2.67
水产 /（g/d）	50	25.4	0.51
蛋类 /（g/d）	40~50	27.1	0.54~0.68
奶及奶制品 /（g/d）	300	45.9	0.15
大豆 /（g/ 周）	105	95.2	0.91
坚果 /（g/ 周）	50~70	13.3	0.19~0.27
油 /（g/d）	25~30	15.4	0.51~0.62
盐 /（g/d）	<5	5.8	1.16

表 17-5　广东省 14~17 岁儿童主要食物摄入量与推荐量比较

食物类别	推荐量	摄入量	摄入量 / 推荐量
谷类 /（g/d）	250~300	311.9	1.04~1.24
薯类 /（g/d）	50~100	14.3	0.14~0.29
全谷物和杂豆 /（g/d）	50~100	4.6	0.05~0.09
蔬菜 /（g/d）	450~500	213.6	0.43~0.47
水果 /（g/d）	300~350	44.1	0.13~0.15
畜禽肉 /（g/d）	50~75	155.3	2.07~3.10
水产 /（g/d）	50~75	19.5	0.26~0.39
蛋类 /（g/d）	50	37.5	0.75
奶及奶制品 /（g/d）	300	99.3	0.33
大豆 /（g/ 周）	105~175	167.3	0.95~1.59
坚果 /（g/ 周）	50~75	19.6	0.26~0.39
油 /（g/d）	25~30	19.2	0.64~0.77
盐 /（g/d）	<5	5.8	1.16

三、广东省 6~17 岁儿童膳食建议

1. 总体膳食建议

（1）增加全谷物和杂豆的摄入量。多吃杂粮饭,或用红薯、紫薯代替部分精白米饭作为主食,保证谷薯类的摄入量在合适范围。谷类为主是平衡膳食模式的重要特征,平衡膳食模式中碳水化合物供能占膳食总能量的 50%~65%,蛋白质占 10%~15%,脂肪占 20%~30%。全谷物和杂豆类的营养特征一致,同时可以起到很好的蛋白质互补作用。餐餐有谷类,在外就餐,勿忘主食,每天吃一次全谷物和杂豆,用杂粮糕点代替精制糕点。另外,增加大豆及其制品的摄入,换着花样经常吃。早餐可以安排豆腐脑和豆浆,或午餐、晚餐可以使用豆腐、豆腐丝(干)等做菜,既变换口味,又能满足营养需求。家庭泡发大豆也可与饭一起烹饪,提高蛋白质的利用率。

（2）增加蔬菜、水果摄入量。新鲜的蔬菜水果是维生素、矿物质、膳食纤维和植物化学物质的重要来源。餐餐有蔬菜,保证 6~10 岁儿童青少年每天摄入不少于 300g 的新鲜蔬菜,11~13 岁儿童青少年每天摄入 400~500g 的新鲜蔬菜,14~17 岁儿童青少年每天摄入 450~500g 的新鲜蔬菜,深色蔬菜占一半;天天吃水果,保证 6~10 岁儿童青少年每天摄入 150~200g 新鲜水果,11~13 岁儿童青少年每天摄入 200~300g 新鲜水果,14~17 岁儿童青少年每天摄入 300~350g 新鲜水果。果汁不能代替鲜果。合理烹饪蔬菜,先洗后切,开汤下菜,猛火快炒,炒好即食。选择应季节的水果,变换种类购买,放在家中或单位容易看到和方便拿到的地方。家长以身作则,培养儿童青少年吃水果的兴趣和习惯,讲生动有趣的水果故事,摆盘不同的水果造型,把水果放到餐桌上,或加到酸奶中,零食优先选择水果。

（3）控制动物性食物摄入,尤其减少猪肉等畜肉摄入,适量摄入鱼、禽、蛋类食物。一周内鱼和禽畜肉、蛋可以互换,但不可用畜肉全部取代其他。动物性食物(鱼、禽、蛋和瘦肉)摄入要适量,6~10 岁儿童青少年每天 105~120g,11~13 岁每天 140~150g,14~17 岁每天 150~200g。优先选择鱼,不吃肥肉,减少畜禽肉尤其是畜肉及其加工制品的摄入量。在烹制肉类时,将大块肉材切成小块后再烹饪;在外就餐时,减少肉类为主的"硬菜",增加多种食材搭配的小炒类。海鱼等海产品含有丰富的不饱和脂肪酸,养成常吃海产品的良好习惯。此

外,广东居民可根据不同季节选择不同的食材煲汤,使汤料中既有丰富的动物性食物,又有杂豆、根茎类和部分药食同源类植物。食物多样,有利于膳食平衡。如果食用了汤料中的动物性食物,就要同时减少该餐中其他动物性食物的摄入。

(4)选择多种奶制品,至少达到每天相当于 300ml 液态奶。可以根据自身的情况、喜好和方便程度选择适合的奶,例如,上午饮用一杯牛奶,下午加一杯酸奶(100~125ml)即可。超重肥胖者宜选择脱脂奶或低脂奶;不方便运输和保存的地方,可以选择奶粉、奶酪;喝鲜奶或纯牛奶腹泻者可以选择酸奶或低乳糖类的乳制品。儿童应从小培养摄入牛奶、奶酪、酸奶等奶及奶制品的习惯。注意含乳饮料或饮品不属于奶制品。

(5)合理选择零食,尽量减少高盐、高糖、高脂食品。儿童青少年可以在正餐为主的基础上,合理选择和食用零食,但不能用零食代替正餐。选择干净卫生、营养价值高、正餐不容易吃到的一些食物作为零食,如原味坚果、新鲜水果、奶及奶制品等,但高盐、高糖、高脂肪的食品不宜作为零食,如火腿肠、辣条、薯片、蜜饯糖果、小吃甜品等;也不能把无生产日期、无质量合格证或无生产厂家信息的“三无”产品作为零食。吃零食的时间不宜离正餐时间太近,可以在两餐间吃零食。吃零食和正餐最好间隔 1h 以上,睡前半小时最好不要吃零食。看电视或其他显示屏时不宜吃零食,玩耍时也不宜吃零食。吃完零食要及时漱口,注意口腔卫生。吃零食的量不宜过多,以不影响正餐的食欲为宜,零食提供的能量不要超过每日总能量的 10%。

(6)多户外活动,少屏幕时间,保持充足睡眠。开展规律、多样的户外活动,如可采用步行或骑车的方式上下学,积极参加足球、篮球、排球等体育活动等。做到每天进行累计 60min 以上有氧运动为主的中高强度运动,每周应有 3天的高强度运动,如快跑、游泳、健美操、追逐游戏等;每周应有 3 天(隔天进行)增强肌肉力量和 / 或骨健康的运动,如仰卧卷腹、俯卧撑、平板撑、引体向上、跳绳、跳高等。减少长时间视屏等久坐行为,避免由于课业任务多而导致的久坐行为时间增加。家长、教师等应提醒儿童青少年进行适当的身体活动,不在卧室、餐厅等地方摆放电视、电脑等;非学习目的使用电子屏幕产品的单次时长不宜超过 15min,每天累计不宜超过 1h。充足的睡眠是一天活动和学习效率的保证,6~12 岁儿童青少年,每天安排 9~12h 的睡眠,不要少于 9h。13~17 岁儿童青少年每天睡眠时长应为 8~10h。应从家庭、学校、社会等多方面入手加强健康教育与引导,宣传睡眠的重要性。家长、学校帮助儿童青少年创建一个放松、安静的就寝环境(避免噪声、温度过高或过低,光线太强等),养成定时睡眠的习惯。

(7)不喝含糖饮料,禁止饮酒,培养良好行为习惯:建议儿童青少年不喝含糖饮料,不用含糖饮料替代水。家长应充分认识到含糖饮料对健康的危害,为孩子准备白开水,不购买或少购买含糖饮料,自己也要以身作则,不喝或少喝含糖饮料。学校应加强宣传教育,给学生提供安全的饮用水。学校食堂和小商店等不应销售含糖饮料。儿童青少年应充分认识到饮酒对生长发育和健康的危害,不尝试饮酒和喝含酒精的饮料。家长要避免当着孩子的面饮酒,不让孩子尝试饮酒;加强对儿童聚会、聚餐的引导,避免饮酒。学校应开展饮酒有害健康的宣教活动,加强对学生的心理健康引导。任何人不得在学校和其他未成年人集中活动的公共场所饮酒。

(8)加强儿童青少年的安全教育:充分发挥学校教育职能优势,通过主题班会、板报比赛、演讲比赛、知识竞赛、现场模拟演练等多种趣味性强的形式,组织学生参观学习安全教育基地和交通安全基本常识等内容,增强他们的安全意识,培养良好行为习惯。

2. 不同年龄段膳食补充建议

根据不同年龄段膳食结构的特点和存在问题,在遵循一般建议的基础上,补充建议:

(1)6~10岁:增加奶类、大豆、坚果的摄入量,控制畜禽肉的摄入量,增加蔬菜的摄入量,适当增加全谷物和杂豆的摄入量。

(2)11~13岁:控制畜禽肉摄入总量,增加蔬菜和全谷物和杂豆的摄入量。

(3)14~17岁:注意控制食盐的摄入量,增加全谷物和杂豆、水果和薯类的摄入量。控制肉类总量,减少摄入畜禽肉,适当增加水产品的摄入量;保证蔬菜的摄入量。

3. 食谱举例

根据《中国居民膳食指南(2022)》《中国学龄儿童膳食指南(2022)》的指导原则,将广东省常见的食物制作成相应的不同年龄人群的食物量化食谱,供参考。

(1)不同年龄段儿童的一日膳食食物和用量,如表17-6所示。

(2)不同年龄段儿童的一日膳食举例,如表17-7所示。

表 17-6　不同年龄段儿童的一日膳食食物和用量

食物	6~10 岁 （1 400~1 600 kcal）	11~13 岁 （1 800~2 000kcal）	14~17 岁 （2 000~2 400kcal）	重要建议
	谷类 150~200g 薯类 25~50g	谷类 225~250g 薯类 25~50g	谷类 250~300g 薯类 50~100g	最好选择 1/3 的全谷物及杂豆食物
	蔬菜 300g 水果 150~200g	蔬菜 400~450g 水果 200~300g	蔬菜 450~500g 水果 300~350g	优选多种多样的应季本地新鲜蔬果，绿叶蔬菜和红黄色等深色蔬菜占一半以上
	畜禽肉 40g 水产品 40g 蛋类 25~40g	畜禽肉 50g 水产品 50g 蛋类 40~50g	畜禽肉 50~75g 水产品 50~75g 蛋类 50g	优先选择鱼和禽肉，适量吃瘦肉，鸡蛋不弃蛋黄
	大豆 15g 坚果 7g 奶及奶制品 300g	大豆 15g 坚果 7g 奶及奶制品 300g	大豆 15g 坚果 7~25g 奶及奶制品 300g	天天喝奶，常常吃豆制品，适量吃坚果
	油 20g 食盐 <4g	油 25~70g 食盐 <5g	油 25~70g 食盐 <5g	清淡饮食，少吃高盐、高糖、高油食品

表 17-7 不同年龄段儿童的一日膳食举例

餐次	6~10 岁 (1 400~1 600 kcal)	11~13 岁 (1 800~2 000 kcal)	14~17 岁 (2 000~2 400kcal)
早餐	核桃包(小麦粉 30g,核桃 7g,花生 10g) 白煮蛋(鸡蛋 25g) 盐水菜心(菜心 50g) 提子(提子 50g) 纯牛奶(牛奶 200g)	鸡蛋肠粉(稻米 50g,鸡蛋 40g) 白灼生菜(生菜 50g) 草莓(草莓 50g) 纯牛奶(牛奶 200g)	时蔬肉丝竹升面(面粉 80g,肉丝 10g,枸杞叶 50g) 砂糖橘(砂糖橘 100g) 酸奶 100g
午餐	红薯饭(大米 40g,红薯 25g) 红烧翅根(鸡翅根 40g) 芹菜炒香干(芹菜 50g,香干 15g) 清炒菠菜(菠菜 100g) 虾皮萝卜丝汤(萝卜 20g,虾皮 1g)	紫薯饭(大米 40g,紫薯 25g) 虾仁豆腐(虾仁 40g,豆腐 50g) 腰果玉米炒百合(腰果 7g,玉米 30g,百合 30g) 清炒西蓝花(西蓝花 100g)	杂粮饭(大米 70g,小米 30g) 清蒸桂花鱼(鱼肉 60g) 酿豆腐(豆腐 50g,瘦猪肉 10g) 腐乳空心菜(空心菜 100g) 丝瓜蛋汤(丝瓜 50g,鸡蛋 50g)
加餐	橘子 100g,酸奶 100g	苹果 150g,酸奶 100g	香蕉 150g,纯牛奶 200g,开心果 10g
晚餐	杂粮饭(大米 50g,玉米 30g) 清蒸鲩鱼 豆角炒茄子(豆角 50g,茄子 50g) 上汤桑叶(桑叶 20g)	糙米饭(大米 50g,糙米 35g) 萝卜炖牛肉(白萝卜 50g,牛肉 40g) 大白菜双菇(大白菜 50g,香菇 20g,平菇 20g) 蒜蓉油麦菜(油麦菜 80g)	芋艿饭(大米 70g,芋艿 50g) 卤水狮头鹅(鹅肉 25g) 凉瓜炒牛肉(苦瓜 50g,牛肉 15g) 素炒春菜(春菜 100g)

(彭接文)

参考文献

［1］中国营养学会.中国学龄儿童膳食指南（2022）［M］.北京：人民卫生出版社，2022.

［2］中国营养学会.中国居民膳食指南（2022）［M］.北京：人民卫生出版社，2022.

［3］中国营养学会.中国居民膳食营养素参考摄入量（2013）［M］.北京：科学出版社，2013.

［4］国家卫生健康委办公厅.儿童青少年近视防控适宜技术指南［EB/OL］.（2019-10-15）
［2024-08-15］.http://www.nhc.gov.cn/jkj/s5898bm/201910/c475e0bd2de444379402f157523f
03fe.shtml.

［5］中华人民共和国卫生部.标准对数视力表：GB 11533—2011［S］.北京：中国标准出版社，
2011.

［6］北京大学儿童青少年卫生研究所.学龄儿童青少年营养不良筛查：WS/T 456—2014［S］.
北京：中国标准出版社，2014.

［7］中国营养学会肥胖防控分会，中国营养学会临床营养分会，中华预防医学会行为健康分
会，等.中国居民肥胖防治专家共识［J］.中华流行病学杂志，2022，43（5）：609-626

［8］中国疾病预防控制中心营养与健康所，首都儿科研究所，北京大学医学部公共卫生学院，
等.人群维生素 A 缺乏筛查方法：WS/T 553—2017［S］.北京：中国标准出版社，2017.

［9］中国疾病预防控制中心营养与健康所，宁波市疾病预防控制中心，深圳市慢性病防治中
心.人群维生素 D 缺乏筛查方法：WS/T 677—2020［S］.北京：中国标准出版社，2020.

［10］中华人民共和国国家卫生和计划生育委员会.学龄儿童青少年超重与肥胖筛查：WS/T
586—2018［S］.北京：中国标准出版社，2018.

［11］北京大学儿童青少年卫生研究所，中国疾病预防控制中心营养与健康所，中国疾病预防
控制中心妇幼保健中心.7 岁 ~18 岁儿童青少年高腰围筛查界值：WS/T 611—2018［S］.
北京：中国标准出版社，2018.

［12］北京大学，哈尔滨医科大学，北京协和医院，等.7 岁 ~18 岁儿童青少年血压偏高筛查
界值：WS/T 610—2018［S］.北京：中国标准出版社，2018.

［13］《中华儿科杂志》编辑委员会，中华医学会儿科学分会儿童保健学组，中华医学会儿科
学分会心血管学组，等.儿童青少年血脂异常防治专家共识［J］.中华儿科杂志，2009，
47（6）：426-428.

［14］李海，李延兵.儿童及青少年糖尿病的诊断与治疗［J］.糖尿病临床，2015，9（06）：309-312.

［15］中华医学会糖尿病学分会.中国2型糖尿病防治指南（2020年版）［J］.中华糖尿病杂志，2021,13（4）:315-409.

［16］中华医学会内分泌学分会.中国高尿酸血症与痛风诊疗指南（2019）［J］.中华内分泌代谢杂志,2020,36（1）:1-13.

［17］健康中国行动推进委员会.健康中国行动（2019—2030年）［EB/OL］.（2019-07-09）［2024-08-15］.https://www.gov.cn/xinwen/2019/07/15/content_5409694.htm.

［18］健康广东行动推进委员会.健康广东行动推进委员会关于印发健康广东行动（2019—2030年）的通知［EB/OL］.（2019-12-20）［2024-08-15］.https://wsjkw.gd.gov.cn/zwgk_gsgg/content/post_2877994.html.

［19］广东省人民政府.广东省儿童发展规划（2021—2030年）［EB/OL］.（2021-09-30）［2024-08-15］.http://www.pwccw.gd.gov.cn/zgetgy/content/post_612576.html.

［20］国务院办公厅.国务院办公厅关于印发国民营养计划（2017—2030年）的通知［EB/OL］.（2017-07-13）［2024-08-15］.http://www.nhc.gov.cn/bgt/gwywj2/201707/2155c7512dd145d3bcec88600604f2c6.shtml.

［21］中华人民共和国国务院.国务院关于印发中国妇女发展纲要和中国儿童发展纲要的通知［EB/OL］.（2021-09-27）［2024-08-15］.http://www.nhc.gov.cn/wjw/mtbd/202109/8a657d8a53ff468f85cb8c3e6da06bf0.shtml.

［22］国务院办公厅.国务院办公厅关于印发中国食物与营养发展纲要（2014—2020年）的通知［EB/OL］.（2021-09-27）［2024-08-15］.https://www.gov.cn/gongbao/content/2014/content_2600055.htm.

［23］教育部,国家市场监督管理总局,国家卫生健康委员会.学校食品安全与营养健康管理规定［EB/OL］.（2019-02-20）［2024-08-15］.https://www.gov.cn/zhengce/2021-06/28/content_5723604.htm.

［24］国家卫生健康委.关于印发儿童青少年肥胖防控实施方案的通知［EB/OL］.（2020-10-16）［2024-08-15］.https://www.gov.cn/zhengce/zhengceku/2020-10/24/content_5553848.htm.

［25］国家卫生健康委,教育部,市场监管总局,等.关于印发营养与健康学校建设指南的通知［EB/OL］.（2021-06-07）［2024-08-15］.https://www.gov.cn/zhengce/zhengceku/2021-06/24/content_5620557.htm.

［26］中华人民共和国卫生部.食品安全国家标准 预包装食品标签通则:GB 7718—2011［S］.北京:中国标准出版社,2011.

［27］中华人民共和国卫生部.食品安全国家标准 预包装食品营养标签通则:GB 28050—

2011［S］.北京:中国标准出版社,2013.

［28］国务院新闻办公室.国务院新闻办就《中国居民营养与慢性病状况报告(2020年)》有关情况举行发布会［EB/OL］.(2020-12-24)［2024-08-15］.https://www.gov.cn/xinwen/2020-12/24/content_5572983.htm.

［29］马文军.广东省居民膳食营养与健康状况研究:2002年广东省居民营养与健康状况调查［M］.广州:广东人民出版社,2004.

［30］张永慧,马文军.广东省居民膳食营养与健康状况十年变化分析［M］.北京:中国标准出版社,2016.

［31］马军,董彦会,王鑫鑫,等.中国儿童青少年健康危险行为状况分析报告［J］.中国校外教育,2022(6):61-78.

［32］《中国人群身体活动指南》编写委员会.中国人群身体活动指南(2021)［J］.中国公共卫生,2022,38(2):129-130.

［33］KING J C,BROWN K H,GIBSON R S,et al. Biomarkers of nutrition for development (BOND)-zinc review［J］. J Nutr,2016,146(4):858S-885S.

［34］International Zinc Nutrition Consultative Group(IZiNCG),BROWN K H,RIVERA J A,et al. International Zinc Nutrition Consultative Group(IZiNCG)technical document #1. Assessment of the risk of zinc deficiency in populations and options for its control［J］. Food Nutr Bull, 2004,25(1 Suppl 2): S99-203.

［35］NOONE D G,MARKS S D. Hyperuricemia is associated with hypertension,obesity,and albuminuria in children with chronic kidney disease［J］. J Pediatr,2013,162(1): 128-132.

［36］WHO. Haemoglobin concentrations for the diagnosis of anaemia and assessment of severity ［EB/OL］.(2011-05-31)［2024-08-15］.https://www.who.int/publications/i/item/WHO-NMH-NHD-MNM-11.1.

附 录

附录一　2016—2017 年广东省儿童乳母营养健康调查抽样流程

2016—2017 年广东省儿童乳母营养与健康调查见附图 1-1。

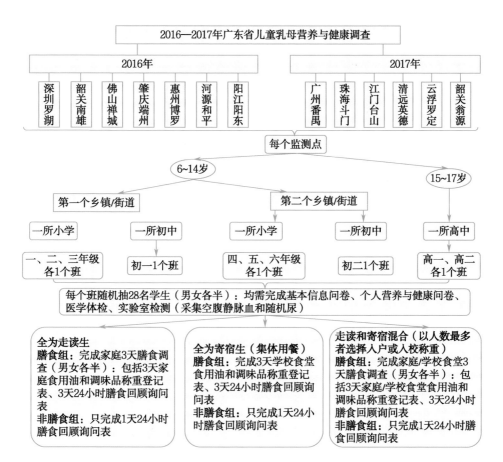

附图 1-1　2016—2017 年广东省儿童乳母营养与健康调查

附录二 调查内容及质量控制方案

一、不同调查对象及调查内容

不同调查对象及调查内容见附表 2-1。

附表 2-1 不同调查对象及调查内容

序号	调查表	调查对象	调查内容
1	小学生基本信息问卷	小学生	家庭和个人基本信息,如性别、生日、民族、家庭收入、主要支出及父母是否外出工作等
2	中学生基本信息问卷	初中生、高中生	家庭和个人基本信息,如性别、生日、民族、家庭收入、主要支出及父母是否外出工作等
3	小学生个人营养与健康问卷	小学生	饮食行为、食物频率、食物过敏、身体活动情况、晒太阳、屏幕使用时间、体重评价及控制、被动吸烟、饮酒、口腔卫生、视力、哮喘、高血压和糖尿病及控制、家族病史、伤害等
4	中学生个人营养与健康问卷	初中生、高中生	饮食行为、食物频率、食物过敏、身体活动情况、晒太阳、屏幕使用时间、体重评价及控制、被动吸烟、饮酒、口腔卫生、视力、哮喘、高血压和糖尿病及控制、家族病史、伤害
5	膳食调查问卷(儿童、乳母、走读生)	走读的小学生、初中生、高中生	膳食调查组:3 天膳食调查问卷(包括 3 天家庭食用油和调味品称重登记表、家庭就餐人次登记表、3 天 24 小时膳食回顾询问表);非膳食调查组:1 天 24 小时膳食回顾询问表
6	膳食调查问卷(寄宿生)	寄宿的小学生、初中生、高中生	膳食调查组:3 天学校食堂食用油和调味品称重登记表、学校食堂就餐人次登记表、3 天 24 小时膳食回顾询问表;非膳食调查组:1 天 24 小时膳食回顾询问表
7	医学体检表	小学生、初中生、高中生	用于记录儿童青少年的身高(身长)、体重、头围、腰围和血压、月经状况(女)、遗精状况(男)、血红蛋白含量

二、询问调查和膳食调查质量控制方法

(一)询问调查的质量控制方法

1. 使用统一的调查表,制定统一的填写说明,并对调查员进行统一培训与考核。

2. 进行问卷调查时,严格按照问卷设置问题的顺序逐一询问,不要遗漏。要准确地解释描述所要调查的问题,避免诱导回答,注意跳转等问题。调查中遇到问题时应耐心与调查对象解释沟通。

3. 监测点质控人员通过调查数据采集管理系统抽查 10% 的问卷,通过平台设计的核查系统进行复核,并及时上传至中心服务器,发现问题及时解决。

4. 调查员要认真仔细阅读问卷与填写说明,完成调查后必须对调查表进行一次全面检查,查看有无书写错误、逻辑错误,有无漏项等,若发现问题应及时纠正。检查应在结束对该家庭调查前进行。主要检查内如下:

(1)调查表封面是否填写完整,访问记录是否按要求填写。

(2)在个人的调查表(基本信息问卷、个人营养与健康问卷)中是否准确填写了个人编码。

(3)是否存在前后内容不一致的答案,是否存在违反逻辑的错误。

5. 信息收集与管理平台信息管理系统以监测点为单位,自动抽取 5% 的调查问卷推送给省级督导员进行审核。抽取的问卷中尽量保证每一位调查员至少有一份调查问卷被抽到。

(二)膳食调查的质量控制方法

1. 使用统一的调查表,制定统一的填写说明,并对调查员进行统一培训与考核。

2. 进行问卷调查时,严格按照问卷设置问题的顺序逐一询问,不要遗漏。要准确地解释描述所要调查的问题,避免诱导回答,注意跳转等问题。调查中遇到问题时应耐心与调查对象解释沟通。

3. 监测点质控人员通过调查数据采集管理系统抽查 10% 的问卷,通过平台设计的核查系统进行复核,并及时上传至中心服务器,发现问题及时解决。

4. 调查员要认真仔细阅读问卷与填写说明,完成调查后必须对调查表进行一次全面检查,查看有无书写错误、逻辑错误,有无漏项等,若发现问题应及时纠正。检查应在结束对该家庭调查前进行。主要检查内如下：

（1）调查表封面是否填写完整，访问记录是否按要求填写。

（2）在个人的调查表（膳食调查问卷）中是否准确填写了个人编码。

（3）是否存在前后内容不一致的答案，是否存在违反逻辑的错误。

（4）食物编码是否填写准确、齐全。

5. 信息收集与管理平台信息管理系统以监测点为单位，自动抽取 5% 的调查问卷推送给省级督导员进行审核。抽取的问卷中尽量保证每一位调查员至少有一份调查问卷被抽到。

（黄栩滨　彭接文）

附录三　医学体检方法及质量控制方案

一、医学体检方法

体重、腰围的测量需在清晨空腹状态下进行,应在体检前一天通知调查对象。体检设备采用国家项目组指定型号的产品。被调查对象逐一完成医学体检项目后,经审核无遗漏,全部结果可进行电脑端在线录入或平板电脑离线录入。所有体检项目需由两名以上调查员完成。

(一)身高的测量

1. 身高测量使用身高坐高计进行测量,以厘米为单位,其最大测量值为2.0m,最小刻度为0.1cm。各监测点使用的身高坐高计均要求同一品牌和同一型号,并经质检部门检验合格。身高测量一次。

2. 测量前校正　保证立柱与踏板垂直,靠墙置于平整地面上。滑测板应与立柱垂直。

3. 测量时,要求调查对象脱去鞋、帽、外衣,女生解开发辫,取立正姿势站在踏板上,收腹挺胸,两臂自然下垂,脚跟靠拢,脚尖分开约60°,双膝并拢挺直,两眼平视正前方,眼眶下缘与耳郭上缘保持在同一水平(耳眼平面)。调查对象的脚跟、臀部和两肩胛角间三个点同时接触立柱,头部保持正立,手臂自然垂于身体两侧,掌心朝向大腿。

4. 测量者手持滑测板轻轻向下滑动,直到底面与调查对象的颅顶点相接触,此时观察调查对象的姿势是否正确。确认姿势正确后,读取滑测板底面立柱上所示数字,以cm为单位,记录到小数点后一位,注意测量者的眼睛应与滑测板在同一水平面上。

(二)体重的测量

1. 要求各监测点使用指定的、经质检部门检验合格的电子体重秤。体重的测量以kg为单位,电子体重秤最小刻度为0.1kg,最大称量150kg。体重只测量一次。

2. 体重秤放在平整的地面上。仪器校准:以标准砝码(5kg)或10L水为参考物校准体重秤,应在每次移动体重秤后进行校准,误差不超过 ±0.1kg。

3. 测量前,调查对象脱去鞋、帽子及外套,仅穿单层衣服。取出随身携带的物品,如钱包、手机及钥匙等。

4. 调整体姿,使调查对象平静站于体重秤上,两脚位置左右对称。身体直立,双臂自然下垂,放松于身体两侧,头部直立,双眼平视。

5. 待体重秤出现读数并开始闪烁后,调查员记录读数,注意嘱咐调查对象保持直立状态。

6. 在调查对象空腹状态下进行体重测量,测量时注意轻上轻下。调查对象走下体重秤后约20s,电子体重秤的示数会消失,此时电源会自动切断。测量下一位调查对象的体重时须待上一位被测量者的示数消失才能进行。

(三)腰围的测量

1. 腰围测量均使用同一品牌、同一型号、以厘米为单位、长度为1.5m、宽度为1cm、最小刻度为0.1cm的腰围尺。测量者按要求测量两次并记录结果。测量对象年龄为6~17岁。

2. 调查对象直立,腹部放松,双臂自然下垂,位于身体两侧,双脚合并(两腿均匀负重),露出腹部皮肤,测量时平缓呼吸,不要收腹或屏气。测量员立于调查对象正前方,左手拿腰围尺,尺身有按钮一面向上,轻轻按住,用右手将尺绕过调查对象的腰部,并扣在尺身上。以调查对象腋中线肋弓下缘和髂嵴连线中点的水平位置为测量点,并在双侧测量点做标记。轻轻按动尺身上的按钮,使腰围尺轻轻贴住调查对象的皮肤。调查员目光与腰围尺刻度在同一水平面上,并正视腰围尺外侧,记录腰围尺外侧读数。腰围的测量以厘米为单位,具体数值精确到0.1cm。腰围重复测两遍,确保两次测量误差小于1cm后,记录两次测量值。

3. 注意测量时测量尺轻轻贴住调查对象的皮肤,经过双侧测量点标记处,勿压入软组织,应在调查对象平静呼气时读数。

(四)血压

监测点使用型号为规定型号的电子血压计(刻度范围0~300mmHg)测量血压,精确到1mmHg。采用与年龄相适合的袖带,儿童要使用儿童袖带。已经明确诊断为高血压的调查对象可以用少量水服用降压药。

1. 测量血压时的条件

（1）室内环境：要求有独立、安静的房间，在温暖舒适的房间进行，理想的室内温度在21℃左右（温度保持在18~24℃）。事先在血压测量现场放置温度计，记录当时室内温度。血压测量要求在上午进行。室内等待测量的调查对象不超过3人，其他调查对象应在等候区等候，以便测量在安静环境中进行。测量时远离手机辐射。桌椅应摆放调试到合适的位置。

（2）受试者：测量前1h内应避免剧烈运动或锻炼、进食、喝饮料，尤其是喝含咖啡因的饮料，以及长时间暴露于过高或过低的温度下。测量前30min应放松精神，排空膀胱，安静休息5min。测量时调查对象精神应放松，避免用力、说话和移动。测量调查对象的左臂。（左侧手臂有疾患的换用右侧手臂测量）。

（3）测量者：必须经过培训并考核合格。询问调查对象之前是否做过血压测量，如果没有做过，则告诉对方测量时臂带会膨胀并轻微压迫手臂，不要紧张。

2. 测量方法及步骤

第一次测量前，要求调查对象静坐5min。

（1）测量时调查对象坐在调查员左侧对面，左手肘部平置在桌上，双脚平置不交叉。（左侧手臂有疾患的换用右侧手臂测量）。

（2）确认将臂带的空气管插头插入血压计的空气管插孔，并将臂带缠在左臂上（最好是将袖带缠在裸露的肌肤上，若有较厚的上衣，测量时应脱去上衣，切勿卷起衣袖）。

（3）确定臂带的位置：调查对象左手手掌向上，臂带从上方缠绕，臂带底部应位于上臂肘关节内侧往上1~2cm，臂带不可覆盖肘关节部。

（4）缠上臂带：沿着上臂的形状将臂带缠紧（手臂与臂带间无缝隙），用布搭扣固定，使臂带上的白色"▲"位于中指延长线上。

（5）手臂放置位置：调查对象手心向上，轻轻松开，臂带的中心处与心脏保持在同一水平位置。若调查对象的手臂过低，应将其手臂垫起使得臂带中心与其心脏保持水平。

（6）按下"开始"键（按下开始按钮后，手须在3s内离开按钮），待电子血压计经历增压和减压过程，并在血压计电子屏出现"心形"图案后，读取血压（注意读取mmHg血压，非kPa血压）。若调查对象血压较高，电子血压计自动加压模式无法测量,须手动设置加压模式,根据情况选择加压值。

（7）完成一次测量后,松开臂带,可让调查对象稍微活动一下手臂,静坐1min,进行下一次测量。总共测量3次,每次测量间隔1min。

（8）每次测量完成后,将结果及时手工记录在医学体检单上。

二、医学体检质量控制方法

1. 身高、体重、腰围测量方法按照统一方法进行,所有测量员参加统一培训及考试,合格者方可参加测量工作。中国疾病预防控制中心提供身高坐高计、体重秤、腰围尺、血压计的型号标准。

2. 正式调查前,在国家级培训和省级培训中,采用标准化法对测量员测量质量进行判定,分析和找出所有出现的问题的原因,从而提高测定的准确性和精确性。

3. 身体测量要求调查对象在空腹状态下进行。

4. 省级疾病预防控制中心质控人员按照质控方案要求进行复核,对于不合理的数据要及时追查原因以纠正。质控员应与不合格测量员进行讨论,必要时进行再培训,以保证测量质量。

5. 现场调查中,调查点质控人员应做到:

（1）应每天检查身高、体重、腰围、血压测量员工作过程。

（2）应保证每一测量项目配备2人,便于纠正姿势、核对读数、防止差错。

（3）每天审核医学体检表,对于不合理的数据要当即追查原因并及时纠正。

6. 应采用标准化方法进行测量。体格测量方法的标准化必须在全部调查开始前进行,以保证现场调查的工作质量。身高、体重、腰围、血压的标准化可同时一次完成,也可分开进行。

7. 身高、体重、腰围测量人员的职责和要求如下:

（1）身体测量人员须经过培训且考核合格。

（2）身高、体重和腰围测量需4人配合完成,其中一人负责调查和数据录入,其余3人负责测量。

（3）保证测量工具满足工作要求,尽量避免因测量工具而产生的误差。

（4）按照身体测量要求进行测量。

8. 血压测量人员的职责和要求如下:

（1）血压测量人员要求具有医学背景,并经培训、考核合格。

（2）保证在测量血压时，血压计处于良好的工作状态。

（3）按照血压测量的技术和步骤要求进行测量。

（4）必须对每个调查对象进行三次测量。

（5）按要求及时将测量结果录入软件。

9. 测量血压时应注意以下事项：

（1）臂带缠绕不可太松；测量过程中调查对象不可说话或移动；不可在沙发或低矮的桌子上弯下身体；臂带中心处位置低于心脏的高度时，请用椅垫等物品调节；臂带的底边应在肘部上方 1~2cm；三角标记应指向调查对象的动脉位置；缠绕后三角标记应在范围内；胳膊肘不要压到空气管。

（2）注意调整测量时的体位和姿势：调查对象身体挺直；裸露手臂或仅穿贴身薄衣进行测量；臂带中心处与心脏（乳头）保持在同一高度；双脚平置不交叉；桌子和椅子的理想高度差是 25~30cm。

10. 计算相关指标，公式如下：

$$\text{血压测量结果} \atop \text{二次符合率} = \frac{\text{均值与督导员测量均值的差值}\leqslant 10\text{mmHg 的人数}}{\text{抽查总人数}} \times 100\%$$

督导员抽查血压检测结果的二次符合率应 >95%。

（彭接文）

附录四　实验室检测方法及质量控制方案

一、实验室检测方法

(一)血糖测定方法与质控(己糖激酶法)

1. 原理

己糖激酶是六碳糖的磷酸化酶,通过催化作用使葡萄糖从稳定状态变为活跃状态,活化一个葡萄糖需要消耗 1 个腺苷三磷酸(adenosine triphosphate, ATP),一个 ATP 放出一个高能磷酸键,大约放出 30.5kJ/mol 的能量,大部分变为热量而散失,小部分使磷酸与葡萄糖结合生成葡萄糖 -6- 磷酸。

在己糖激酶的催化下,葡萄糖和 ATP 发生磷酸化反应,生成葡萄糖 -6- 磷酸(G-6-P)与腺苷二磷酸(adenosine diphosphate, ADP)。前者在葡萄糖 -6- 磷酸脱氢酶(G6PD)的催化下脱氢,生成 6- 磷酸葡萄糖酸内酯,同时使 $NADP^+$ 还原成 NADPH。反应式如下:

$$葡萄糖 + ATP \xrightarrow{己糖激酶} G-6-P+ADP$$

$$G-6-P+NADP^+ \xrightarrow{G6PD} 6-PGL+NADPH+H^+$$

根据反应方程式,NADPH 的生成速率与葡萄糖浓度呈正比。在波长 340nm 下监测吸光度升高的速率,计算血清中葡萄糖的浓度。

2. 实验材料

(1)血糖试剂盒由国家中心实验室指定生产商,实验室自行购买。

(2)标准:葡萄糖 100mg/dl(5.55mmol/L)。

(3)质控样品(已知参考范围):定制葡萄糖液、冻干粉质控血清。

(4)盲样。

(5)样品:新鲜血清。

(6)仪器设备及材料:全自动生化分析仪 / 分光光度计、离心机、恒温水浴

3. 实验步骤

打开试剂盒后仔细阅读说明书,按照说明指示进行操作。

（1）酶混合试剂:根据试剂盒说明书复溶后,混合制配成酶制剂,置于棕色试剂瓶中,放冰箱保存,稳定期为 7 天。

（2）复溶冻干粉质控血清:小心开启瓶塞,倒放于桌面。加入 3.0g 蒸馏水,将瓶盖小心盖上后于 2~8℃冰箱中静置 20~30min。待血清全部溶解,将瓶子取出后轻轻倒置 5~10 次以复溶瓶盖上血清冻干粉末,室温放置 10min,作为质控样品备用。如当时不需要,则应放置于 4℃冰箱,不超过 2 天。

（3）样品测定:如使用分光光度计进行测量,则主要操作步骤如下:准备试管若干,准确标记并吸样,将各管混合均匀后在 37℃条件下水浴 10min。用光径为 10mm 的比色杯于 340nm 波长下比色,以蒸馏水调零点,分别读取各管吸光度,并作记录(附表 4-1)。

附表 4-1　分光光度计组各试管试剂配制

单位:ml

项目	测定管（U）	对照管（C）	标准管（S）	质控管（Q）	空白管（B）
酶制剂	2.00		2.00	2.00	2.00
血清样品	0.02	0.02			
标准品			0.02		
质控样品				0.02	
生理盐水		2.00			0.02

样品中葡萄糖浓度的计算:

$$c = \frac{A_U - A_C - A_B}{A_S - A_B} \times 5$$

式中:A 为吸光度;c 为葡萄糖浓度,单位为 mmol/L。

4. 实验原始记录及结果的报告

实验原始记录表应填写完整,并由实验室负责人签名。将实验室原始记录表完好保存,及时进行录入,反馈至国家项目中心实验室。

附录四　实验室检测方法及质量控制方案

5. 注意事项

（1）取血后 1h 以内将血清分离,血糖测量应在取血 3~5h 内完成。

（2）取样时要注意各管的标记,同时要保证各管精准取样。每进行一次测试应更换一个吸头。

（3）应在实验前预设好水浴温度且保持温度恒定,在比色前预热好分光光度计。

6. 质量控制

（1）质量控制系列样品:定制葡萄糖液存放于 4℃冰箱中;冻干粉质控血清在复溶前存放于 4℃冰箱中,复溶后存放于 –20℃冰箱中;盲样存放于 4℃冰箱中。

（2）实验人员培训:各实验室相关负责人参加国家培训班进行学习,通过培训科目考核。

（3）组织通过现场实验室考核:各实验室相关负责人返回后,立即组织测定由国家实验室向各地派发的考核样品,应测定 3 次以上,求出均值,上报项目办公室。国家实验室回收各调查队数据后用偏离指数 DI 法进行评分。规定偏离尺幅为靶值的 5%,即 DI 为 1.0。血糖的 DI 计算公式如下:

$$DI = \frac{\dfrac{X-\overline{X}}{X} \times 100\%}{5\%} = \frac{X-\overline{X}}{X} \times 20$$

式中:$\overline{X}$ 为各点实验结果;X 为盲样靶值;5% 为计算 DI 偏离率。此公式得到的 DI 为绝对值,不计正负。考核标准为:$DI \leq 0.5$ 为优秀,$0.5 < DI \leq 1.0$ 为良好,$1.0 < DI \leq 1.6$ 为及格(达标),$DI > 1.6$ 为不及格。

技术考核合格者方可参与项目,从事血糖测定工作。如血糖测试技术考核不及格应找出原因,再次考核,直至合格。

（4）现场实验室工作的质量控制

1）进入第一个工作现场,定标后应先测量一套质控样品,包括定制葡萄糖、冻干粉质控血清、盲样。检测人员应在当天向国家项目中心实验室反馈盲样结果,确认合格后方可进行后续工作。

2）在样品测量过程中,每测定 10 个样品做一个样品的双样测定,每测定 50 个样品做一套质控系列样品。

7. 原始记录表的填写方法

填写原始记录表应在表格上面注明样品点的区县编码、测定单位和仪器编号。将每日测定的标准、质控系列样品的吸光度和计算结果一次填入原始记录表中。双样测定的样品需要标注 A 和 B。每 50 个样品及质控系列为一批。在每日测定批次下注明批次。

（二）血脂测定方法及质控

1. 血清总胆固醇（TC）采用酶比色法（CHOD-PAP）进行测定

（1）原理

$$胆固醇酯 + H_2O \xrightarrow{\ \ 胆固醇水解酶\ \ } 胆固醇 + 游离脂肪酸$$

$$胆固醇 + O_2 \xrightarrow{\ \ 胆固醇氧化酶\ \ } 胆甾烯酮 + H_2O_2$$

$$2H_2O_2 + 4-氨基安替吡啉 + 酚 \xrightarrow{\ \ 过氧化物酶\ \ } 醌亚胺 + 4H_2O$$

（2）试剂

1）试剂 I：4- 氯酚、抗坏血酸氧化酶、过氧化物酶。

2）试剂 II：胆固醇酯酶、胆固醇氧化酶、4- 氨基安替吡啉。

（3）仪器：全自动生化仪

（4）操作步骤：按照试剂盒操作说明书设定仪器参数。

（5）样品中血清总胆固醇含量的计算：

$$c = \frac{A_{样品} - A_{空白}}{A_{定值血清} - A_{空白}} \times c_{定值血清}$$

式中：A 为吸光度；c 为血清总胆固醇浓度，单位为 mmol/L。

测定线性范围在 0~12.93mmol/L。

（6）允许误差：结果应在质控血清测定允许的范围内。

（7）注意事项

1）若样品中胆固醇含量超出测定线性范围，可以用生理盐水进行稀释重测，测量结果再乘以稀释倍数。

2）每测定 20~25 个样品做一次双样测定，每 50 个样品做一对定制质控血清和盲样。质控样品由国家项目中心实验室提供。

2. 血清甘油三酯（TG）采用酶比色法（GPO-PAP 法）进行测定

（1）原理

$$甘油三酯 + 3H_2O \xrightarrow{\text{脂蛋白脂肪酶}} 胆固醇 + 游离脂肪酸$$

$$甘油 + ATP \xrightarrow{\text{甘油激酶}} 甘油 - 3 - 磷酸 + ADP$$

$$甘油 - 3 - 磷酸 + O_2 \xrightarrow{\text{磷酸甘油氧化酶}} 磷酸二羟丙酮 + H_2O$$

$$H_2O_2 + 4 - 氧基安替吡啉 + 4 - 氯酚 \xrightarrow{\text{过氧化物酶}} 醌亚胺 + HCl + 2H_2O$$

（2）试剂

1）试剂 I：ATP、脂蛋白脂肪酶、甘油激酶、过氧化物酶、亚铁氰化钾、4-氯酚。

2）试剂 II：磷酸甘油氧化酶、4- 氨基安替吡啉。

（3）仪器：全自动生化仪。

（4）操作步骤：按照试剂盒操作说明书设定仪器参数。

（5）样品中血清甘油三酯含量的计算：

$$c = \frac{A_{样品} - A_{空白}}{A_{定值血清} - A_{空白}} \times c_{定值血清}$$

式中：A 为吸光度；c 为血清甘油三酯浓度，单位为 mmol/L。

测定线性范围在 0~11.29mmol/L。

（6）允许误差：结果应在质控血清测定允许的范围内。

（7）注意事项

1）若样品中甘油三酯含量超出测定线性范围，可以用生理盐水进行稀释重测，测量结果再乘以稀释倍数。

2）每测定 20~25 个样品做一次双样测定，每 50 个样品做一对定制质控血清和盲样。质控样品由国家项目中心实验室提供。

3. 血清高密度脂蛋白胆固醇（HDL-C）采用直接法进行测量

（1）原理

1）试剂 R1 中的胆固醇酯酶、胆固醇氧化酶和过氧化氢酶去除乳糜微粒、低密度脂蛋白胆固醇和极低密度脂蛋白胆固醇，其反应不显色。

2）试剂 R2 中的表面活性剂释放高密度脂蛋白胆固醇，并在胆固醇酯酶、胆固醇氧化酶、过氧化氢酶作用下发生显色反应。

（2）试剂

1）试剂 R1：胆固醇酯酶、胆固醇氧化酶、过氧化氢酶、缓冲液（pH7.0）

2）试剂 R2：表面活性剂、过氧化物酶、缓冲液（pH7.0）

（3）仪器：全自动分析仪。

（4）操作步骤：按照试剂盒操作说明书设定仪器参数进行操作。

（5）样品中高密度脂蛋白胆固醇含量的计算：

$$c = \frac{A_{样品} - A_{空白}}{A_{定值血清} - A_{空白}} \times c_{定值血清}$$

式中：A 为吸光度；c 为血清高密度胆固醇脂蛋白浓度，单位为 mmol/L。测定线性范围在 0~2.59mmol/L。

（6）允许误差：结果应在质控血清测定允许的范围内。

（7）注意事项

1）若样品中甘油三酯含量超出测定线性范围，可以用生理盐水进行稀释重测，测量结果再乘以稀释倍数。

2）标准液和试剂盒配套使用。如出现浑浊或异物时请勿使用。

3）标准液基质为健康人样品，操作与处理方法和患者样品相同。

4）每测定 20~25 个样品做一次双样测定，每 50 个样品做一对定制质控血清和盲样。质控样品由国家项目中心实验室提供。

二、实验室检测的质量控制

（一）实验室

本次监测中各个监测点实验室人员必须在省级培训结束后，经国家质量控制组统一提供的盲样进行考核，考核合格后方可进行本次实验室监测的工作。

（二）实验室的外部质量控制

1. 血脂测定实验室定期接收美国疾病预防控制中心实验室的质控血清进行定期测定，并将结果集合，接受外部质量评价。

2. 血糖测量实验室的外部质量评价由相关认证机构进行。

（三）实验室的内部质量控制

实验室的内部质量控制目的是监测实验室测定的精密度，将变异控制在预先设定的范围内。

1. 质控血清

各项的质控血清由国家项目组统一准备并下发。

2. 仪器的鉴定和校正

所有的仪器在使用前都应检验是否合格,是否有良好的灵敏度和精密度。操作人员应当掌握仪器、设备、量具的使用以及维护保养方法,建立定期保养和使用登记的制度。

3. 试剂

使用国家项目组中心实验室统一提供的试剂。了解试剂、标准品的稳定性、保存条件及质量要求,按照要求正确使用。

4. 质控界限

判断失控的标准是任何一个质控血清的均值(X)超出质控限($X \pm 3S_X$)。当连续 7 个点位都在均值线以上或以下提示出现系统误差。

失控后应停止样本分析,核对所有数据,检查是否存在记录或计算失误;观察失控的类型;检查仪器的使用,试剂的调配、保存等环节是否存在问题,并采取相应的措施;重新测定质控样本,直到测定值达到允许范围内才开始样品的测量。

(四)各省/直辖市实验室

1. 所有实验室人员都需要经过培训。

2. 各省/自治区/直辖市质量控制组负责血液样品的收集、储存和运输全过程的质量控制,严格按照相关要求执行,并将样品的收集和分析过程上报国家项目组中心实验室。

3. 各省/自治区/直辖市质量控制组应监测低温冰箱的情况并记录,以确保血样储存的温度。

(五)实验室质量控制监督表

实验室质量控制监督表见附表4-2。

附表 4-2 实验室质量控制监督表

监测点：	
督导员：	日期：

参与实验室测定工作人员＿＿＿＿＿＿人

取血过程是否符合相关要求？	□是□否
是否采用相关要求的真空贮血管？（1 支 2ml 真空肝素锂抗凝剂、1 支 4ml 分离胶管、1 支 2ml 分离胶管）？	□是□否
分血过程是否按照要求？	□是□否
分血过程是否注意避光？	□是□否
血样的保存运输过程是否按照相关要求？	□是□否

（1）血红蛋白测定	
是否在测定开始前对机器进行校准质控？	□是□否
是否在测量前，对测量人员进行培训？	□是□否
样品测定是否有质控？	□是□否
检查原始记录是否完整？	□是□否
质控：＿＿＿＿＿＿g/L	

（2）血糖测定	
试剂是否按照统一要求购买？	□是□否
是否在测定开始前对机器进行校准？	□是□否
是否在测量前，对测量人员进行培训？	□是□否
是否使用统一发放的取样器？	□是□否
实验操作过程是否规范？	□是□否
冻干粉质控血清是否按要求配制？	□是□否
水浴温度是否恒定（37℃）？	□是□否
血糖测量是否在 3~5h 之内完成？	□是□否
样品测定是否有质控？	□是□否
样品测定是否有 10% 的平行样本？	□是□否
检查原始记录是否完整？	□是□否
是否已上报质控血清、定值葡萄糖液、盲样结果？	□是□否
血糖考核结果：	
定值葡萄糖液＿＿＿＿＿＿mmol/L	
质控血清＿＿＿＿＿＿mmol/L	
盲样：编号＿＿＿＿＿＿浓度＿＿＿＿＿＿mmol/L	

（谭剑斌　吴西梅　彭接文）

附录五　膳食调查相关结果

膳食调查相关结果见附表 5-1 至附表 5-22。

附表 5-1　广东省不同年龄组儿童青少年每人每日主要食物平均摄入量

单位：g

食物种类	6~10 岁	11~13 岁	14~17 岁	合计
粮谷类				
米及其制品	156.1	213.8	251.3	209.1
面及其制品	33.0	33.5	52.9	41.3
其他谷类	1.5	0.8	1.1	1.2
薯类	12.0	13.6	14.3	13.3
淀粉及其制品	3.7	2.4	3.1	3.1
豆类				
杂豆及其制品	1.2	2.7	3.5	2.5
大豆及其制品	6.9	13.6	23.9	15.5
蔬菜				
深色蔬菜	67.4	77.6	61.9	67.6
浅色蔬菜	70.1	103.4	151.7	111.6
腌菜	1.9	5.2	3.2	3.2
水果	44.7	45.2	44.1	44.6
畜禽肉类				
猪肉	73.9	74.7	65.2	70.5
猪肉内脏	1.0	0.4	1.3	1.0
猪肉制品	6.1	8.4	8.7	7.7
其他畜肉	7.4	9.3	9.4	8.7
其他畜肉内脏	0.3	0.1	0.0	0.1
其他畜肉制品	0.0	0.0	0.0	0.0
禽肉	33.6	39.2	68.7	49.4
禽肉内脏	0.4	0.4	0.1	0.3
禽肉制品	1.4	1.1	1.9	1.5

食物种类	6~10 岁	11~13 岁	14~17 岁	合计
蛋类	25.6	27.1	37.5	30.8
水产类				
淡水鱼	14.3	15.0	7.3	11.6
海鱼	5.2	6.1	8.5	6.8
其他水产品	4.1	4.3	3.7	4.0
奶及奶制品	44.9	45.9	99.3	67.5
坚果	1.6	1.9	2.8	2.1
小吃甜品				
小吃	1.9	1.2	3.7	2.4
蛋糕、糕点	3.3	2.6	5.8	4.1
速食食品				
快餐食品	2.5	4.0	14.2	7.6
方便食品	27.5	36.7	70.6	47.4
休闲食品	0.9	2.8	2.3	1.9
糖果、蜜饯	4.0	5.8	7.7	5.9
饮料	12.4	19.2	43.7	26.9
酒精	0.1	0.3	1.2	0.6
食用油				
植物油	4.6	15.3	19.2	13.2
动物油	0.1	0.1	0.0	0.1
食用盐	2.1	5.8	5.8	4.5
鸡精/味精	0.2	0.9	1.7	1.0
酱及酱油	3.2	6.9	14.4	8.7

注:本表年龄组以膳食指南为基础进行设置。

附表 5-2　广东省不同年龄组儿童青少年每标准人日主要食物平均摄入量

单位:g

食物种类	6~8 岁	9~11 岁	12~14 岁	15~17 岁	合计
粮谷类					
米及其制品	206.3	213.5	239.2	246.7	229.6
面及其制品	43.7	40.9	34.7	55.7	45.3
其他谷类	1.5	2.3	0.7	1.1	1.3

食物种类	6~8岁	9~11岁	12~14岁	15~17岁	合计
薯类	14.1	17.7	12.9	14.6	14.8
淀粉及其制品	4.8	3.8	2.7	3.3	3.6
豆类					
杂豆及其制品	1.9	1.2	2.8	3.9	2.7
大豆及其制品	10.1	8.3	19.5	23.0	16.4
蔬菜					
深色蔬菜	87.6	94.7	83.1	54.8	76.5
浅色蔬菜	94.0	92.2	120.7	153.5	120.7
腌菜	1.8	3.6	5.2	3.4	3.5
水果	63.8	56.3	43.1	44.2	50.6
畜禽肉类					
猪肉	99.7	91.4	77.5	63.5	80.1
猪肉内脏	1.6	0.8	0.4	1.4	1.1
猪肉制品	9.0	6.1	9.8	8.8	8.5
其他畜肉	9.0	12.0	9.4	8.6	9.6
其他畜肉内脏	0.5	0.2	0.0	0.0	0.2
其他畜肉制品	0.0	0.0	0.0	0.0	0.0
禽肉	45.5	40.7	43.5	72.4	53.6
禽肉内脏	0.5	0.8	0.2	0.1	0.3
禽肉制品	1.5	2.0	1.1	1.9	1.7
蛋类	32.9	34.0	26.6	39.2	34.0
水产类					
淡水鱼	17.4	20.7	14.4	6.1	13.4
海鱼	5.9	7.6	5.7	9.3	7.4
其他水产品	4.4	6.5	3.7	3.8	4.5
奶及奶制品	57.1	58.4	49.5	105.0	72.7
坚果	2.3	1.7	3.0	2.4	2.4
小吃甜品					
小吃	2.9	1.4	1.6	3.9	2.7
蛋糕、糕点	5.8	2.5	2.8	6.2	4.6

食物种类	6~8 岁	9~11 岁	12~14 岁	15~17 岁	合计
速食食品					
快餐食品	3.9	2.4	6.2	14.6	7.9
方便食品	33.8	37.5	49.2	69.4	50.7
休闲食品	1.3	1.7	3.0	2.2	2.1
糖果、蜜饯	5.7	5.0	6.5	7.8	6.5
饮料	19.4	12.5	34.7	39.7	28.6
酒精	0.0	0.2	0.3	1.4	0.6
食用油					
植物油	4.1	9.0	18.6	19.5	13.9
动物油	0.1	0.1	0.1	0.0	0.1
食用盐	2.4	3.2	7.5	5.6	4.9
鸡精/味精	0.1	0.4	1.2	1.8	1.0
酱及酱油	3.7	5.0	8.3	15.3	9.1

注:本表年龄组据小学低年级、高年级以及初中、高中对应年龄设置。

附表5-3　广东省不同年龄组儿童青少年每人每日主要食物平均摄入量

单位:g

食物种类	6~8 岁	9~11 岁	12~14 岁	15~17 岁	合计
粮谷类					
米及其制品	145.6	182.2	224.5	252.2	209.1
面及其制品	30.9	34.7	32.3	56.9	41.3
其他谷类	1.0	1.9	0.7	1.1	1.2
薯类	10.1	15.1	12.0	15.0	13.3
淀粉及其制品	3.4	3.1	2.5	3.4	3.1
豆类					
杂豆及其制品	1.3	1.1	2.6	4.0	2.5
大豆及其制品	7.2	7.1	18.5	23.5	15.5
蔬菜					
深色蔬菜	61.7	80.9	78.4	56.0	67.6
浅色蔬菜	66.2	78.6	113.1	156.9	111.6
腌菜	1.3	3.1	4.8	3.4	3.2
水果	44.6	48.1	40.3	45.2	44.6

续表

食物种类	6~8 岁	9~11 岁	12~14 岁	15~17 岁	合计
畜禽肉类					
猪肉	70.6	77.6	72.4	64.9	70.5
猪肉内脏	1.1	0.7	0.4	1.4	1.0
猪肉制品	6.5	5.2	9.1	9.0	7.7
其他畜肉	6.5	10.3	8.9	8.8	8.7
其他畜肉内脏	0.3	0.2	0.0	0.0	0.1
其他畜肉制品	0.0	0.0	0.0	0.0	0.0
禽肉	32.0	34.5	40.6	74.0	49.4
禽肉内脏	0.3	0.7	0.2	0.1	0.3
禽肉制品	1.0	1.7	1.1	2.0	1.5
蛋类	23.4	28.9	24.8	40.1	30.8
水产类					
淡水鱼	12.4	17.7	13.5	6.2	11.6
海鱼	4.1	6.4	5.3	9.5	6.8
其他水产品	3.2	5.5	3.4	3.9	4.0
奶及奶制品	40.4	49.4	46.4	107.4	67.5
坚果	1.6	1.4	2.9	2.4	2.1
小吃甜品					
小吃	2.1	1.1	1.5	4.0	2.4
蛋糕、糕点	4.0	2.1	2.6	6.4	4.1
速食食品					
快餐食品	2.8	2.1	5.9	14.9	7.6
方便食品	23.8	31.8	46.7	70.9	47.4
休闲食品	0.9	1.5	2.8	2.2	1.9
糖果、蜜饯	3.9	4.3	6.1	8.0	5.9
饮料	13.2	10.5	33.3	40.6	26.9
酒精	0.0	0.2	0.2	1.4	0.6
食用油					
植物油	2.9	7.7	17.3	19.9	13.2
动物油	0.1	0.1	0.1	0.0	0.1
食用盐	1.7	2.7	7.0	5.7	4.5
鸡精 / 味精	0.1	0.4	1.2	1.9	1.0
酱及酱油	2.6	4.2	7.8	15.6	8.7

注：本表年龄组据小学低年级、高年级以及初中、高中对应年龄设置。

附表 5-4　广东省城市不同年龄组男生每人每日主要食物平均摄入量

单位:g

食物种类	6~8 岁	9~11 岁	12~14 岁	15~17 岁	合计
粮谷类					
米及其制品	123.3	156.3	176.9	199.5	167.8
面及其制品	35.4	33.3	41.5	64.3	45.3
其他谷类	2.4	3.4	1.0	1.0	1.9
薯类	11.2	11.9	13.6	20.5	14.8
淀粉及其制品	1.3	4.0	2.9	3.6	3.1
豆类					
杂豆及其制品	1.4	0.7	3.2	1.4	1.7
大豆及其制品	6.3	7.4	7.6	17.8	10.5
蔬菜					
深色蔬菜	69.0	101.6	85.6	69.3	80.9
浅色蔬菜	70.3	93.0	108.5	121.8	101.0
腌菜	0.1	0.5	0.5	0.8	0.5
水果	57.9	63.8	47.5	34.5	49.5
畜禽肉类					
猪肉	68.7	85.6	87.7	74.5	79.1
猪肉内脏	3.6	2.0	0.9	2.0	2.1
猪肉制品	6.3	3.9	7.0	14.2	8.4
其他畜肉	8.3	15.3	16.1	18.4	15.0
其他畜肉内脏	0.1	0.9	0.1	0.2	0.3
其他畜肉制品	0.0	0.0	0.0	0.0	0.0
禽肉	34.2	40.7	46.4	75.9	51.7
禽肉内脏	0.2	0.6	0.1	0.1	0.2
禽肉制品	4.1	6.3	2.3	2.2	3.6
蛋类	31.2	33.0	32.3	31.7	32.0
水产类					
淡水鱼	14.5	21.1	19.5	8.9	15.5
海鱼	8.2	9.1	5.7	3.9	6.5
其他水产品	6.3	9.5	6.4	8.1	7.6
奶及奶制品	79.3	90.5	74.0	93.9	85.2
坚果	2.0	1.5	1.6	1.7	1.7

续表

食物种类	6~8岁	9~11岁	12~14岁	15~17岁	合计
小吃甜品					
小吃	1.2	1.0	3.1	2.1	1.9
蛋糕、糕点	5.4	2.6	5.0	3.2	3.9
速食食品					
快餐食品	5.7	2.9	9.3	7.4	6.4
方便食品	44.6	40.9	62.3	74.5	57.3
休闲食品	1.1	1.3	2.2	0.6	1.3
糖果、蜜饯	3.7	3.9	7.6	9.0	6.3
饮料	13.4	16.6	27.5	43.3	26.9
酒精	0.0	0.1	0.1	0.4	0.2
食用油					
植物油	4.2	7.7	10.4	19.4	11.2
动物油	0.2	0.0	0.0	0.0	0.0
食用盐	2.2	2.2	4.3	6.5	4.1
鸡精／味精	0.2	0.3	0.5	0.8	0.5
酱及酱油	4.4	4.4	5.3	7.3	5.5

附表5-5　广东省城市不同年龄组女生每人每日主要食物平均摄入量

单位:g

食物种类	6~8岁	9~11岁	12~14岁	15~17岁	合计
粮谷类					
米及其制品	108.0	130.0	155.6	140.5	135.1
面及其制品	36.9	43.3	44.6	56.5	46.6
其他谷类	2.1	3.9	2.5	1.6	2.5
薯类	11.5	16.4	14.7	25.0	17.8
淀粉及其制品	2.7	2.2	1.6	1.2	1.8
豆类					
杂豆及其制品	1.4	1.7	2.0	1.7	1.7
大豆及其制品	5.6	6.8	11.6	17.7	11.3
蔬菜					
深色蔬菜	74.3	96.1	92.4	62.5	79.7
浅色蔬菜	71.0	90.3	98.7	107.3	94.0

食物种类	6~8 岁	9~11 岁	12~14 岁	15~17 岁	合计
腌菜	0.6	0.9	0.8	1.7	1.1
水果	55.8	63.9	53.1	52.2	55.8
畜禽肉类					
猪肉	77.1	75.8	77.8	54.2	69.4
猪肉内脏	2.3	1.3	0.4	2.5	1.6
猪肉制品	7.8	6.7	4.1	6.8	6.4
其他畜肉	7.3	11.1	11.3	7.8	9.3
其他畜肉内脏	0.0	0.0	0.0	0.0	0.0
其他畜肉制品	0.0	0.0	0.2	0.0	0.0
禽肉	32.2	31.1	36.1	45.8	37.4
禽肉内脏	0.4	0.2	0.5	0.1	0.3
禽肉制品	1.6	2.1	2.3	4.2	2.8
蛋类	26.9	29.5	29.3	28.5	28.6
水产类					
淡水鱼	16.3	20.4	14.3	7.8	14.0
海鱼	7.6	9.5	7.9	7.3	8.0
其他水产品	5.4	5.0	4.7	7.1	5.7
奶及奶制品	62.9	95.6	74.7	66.6	74.4
坚果	1.9	1.2	1.8	3.6	2.3
小吃甜品					
小吃	1.3	1.7	1.4	3.8	2.3
蛋糕、糕点	5.3	4.4	5.3	8.6	6.2
速食食品					
快餐食品	2.6	5.2	6.7	13.0	7.6
方便食品	35.8	47.4	60.7	63.6	53.5
休闲食品	0.8	1.5	3.9	4.1	2.8
糖果、蜜饯	4.5	4.9	6.7	7.8	6.2
饮料	13.4	10.0	16.3	41.5	22.5
酒精	0.1	0.2	0.1	0.1	0.1
食用油					
植物油	4.0	8.3	10.1	18.8	11.3
动物油	0.0	0.0	0.0	0.0	0.0
食用盐	2.1	2.5	4.7	6.5	4.3
鸡精/味精	0.2	0.5	0.6	0.8	0.5
酱及酱油	4.1	4.2	4.4	7.1	5.2

附表 5-6　广东省农村不同年龄组男生每人每日主要食物平均摄入量

单位:g

食物种类	6~8 岁	9~11 岁	12~14 岁	15~17 岁	合计
粮谷类					
米及其制品	166.1	209.0	274.5	330.2	258.3
面及其制品	28.2	40.6	23.2	44.2	35.4
其他谷类	0.5	1.3	0.1	0.9	0.7
薯类	7.2	17.4	7.6	13.5	11.7
淀粉及其制品	5.7	1.0	1.6	3.3	3.0
豆类					
杂豆及其制品	2.0	0.5	1.5	4.0	2.3
大豆及其制品	7.6	8.3	23.5	31.5	19.9
蔬菜					
深色蔬菜	65.4	67.2	77.2	57.0	65.4
浅色蔬菜	57.3	71.7	118.7	166.2	113.2
腌菜	2.2	3.8	5.7	2.2	3.3
水果	49.9	38.0	35.2	43.7	42.0
畜禽肉类					
猪肉	71.3	82.6	75.9	71.7	74.8
猪肉内脏	0.1	0.1	0.2	0.7	0.3
猪肉制品	6.2	6.0	10.0	8.5	7.8
其他畜肉	6.7	10.1	7.1	9.1	8.4
其他畜肉内脏	0.0	0.0	0.0	0.0	0.0
其他畜肉制品	0.0	0.0	0.0	0.0	0.0
禽肉	27.0	36.3	36.5	100.9	57.7
禽肉内脏	0.6	0.0	0.1	0.1	0.2
禽肉制品	0.0	0.1	0.7	1.7	0.8
蛋类	23.0	28.8	20.3	50.8	33.7
水产类					
淡水鱼	9.9	14.7	11.1	6.6	9.9
海鱼	3.1	5.5	4.8	9.7	6.3
其他水产品	2.2	6.2	1.7	1.2	2.5

食物种类	6~8 岁	9~11 岁	12~14 岁	15~17 岁	合计
奶及奶制品	27.8	21.1	18.9	133.9	62.8
坚果	1.3	1.0	3.6	1.7	1.9
小吃甜品					
小吃	4.2	1.4	1.3	2.2	2.2
蛋糕、糕点	3.9	2.0	1.5	5.7	3.6
速食食品					
快餐食品	3.6	1.4	6.2	19.1	9.3
方便食品	15.1	22.3	39.3	75.6	43.8
休闲食品	1.1	1.1	1.7	2.5	1.7
糖果、蜜饯	3.3	3.2	3.9	7.1	4.8
饮料	12.2	11.2	46.1	54.7	34.9
酒精	0.0	0.1	0.3	1.9	0.8
食用油					
植物油	2.7	7.1	20.1	20.3	13.8
动物油	0.1	0.1	0.1	0.1	0.1
食用盐	1.6	2.9	8.0	5.4	4.7
鸡精/味精	0.0	0.3	1.5	2.4	1.2
酱及酱油	1.6	4.5	8.7	20.2	10.5

附表 5-7　广东省农村不同年龄组女生每人每日主要食物平均摄入量

单位：g

食物种类	6~8 岁	9~11 岁	12~14 岁	15~17 岁	合计
粮谷类					
米及其制品	154.3	199.3	235.2	241.1	214.4
面及其制品	28.2	23.4	30.2	67.6	43.0
其他谷类	0.2	0.5	0.1	1.1	0.6
薯类	12.5	13.7	14.8	9.4	12.0
淀粉及其制品	2.1	5.5	3.7	4.3	4.0

食物种类	6~8岁	9~11岁	12~14岁	15~17岁	合计
豆类					
杂豆及其制品	0.3	1.6	3.8	6.2	3.6
大豆及其制品	8.3	5.6	23.7	20.0	15.5
蔬菜					
深色蔬菜	45.1	73.6	66.6	45.5	55.7
浅色蔬菜	72.5	69.6	117.9	185.9	125.5
腌菜	1.2	5.2	9.1	6.9	5.9
水果	22.8	39.7	33.9	49.0	38.8
畜禽肉类					
猪肉	67.3	67.0	54.3	57.4	60.7
猪肉内脏	0.2	0.1	0.2	1.5	0.7
猪肉制品	6.2	4.3	12.6	8.0	7.8
其他畜肉	4.6	6.4	4.9	4.1	4.8
其他畜肉内脏	1.1	0.0	0.0	0.0	0.2
其他畜肉制品	0.0	0.0	0.0	0.0	0.0
禽肉	36.9	29.9	44.5	55.5	44.3
禽肉内脏	0.0	1.8	0.2	0.0	0.4
禽肉制品	0.1	0.0	0.0	1.2	0.5
蛋类	16.9	25.7	22.7	37.4	27.9
水产类					
淡水鱼	12.1	17.2	11.8	3.9	9.9
海鱼	0.9	3.7	4.0	13.0	6.8
其他水产品	1.2	2.0	2.7	3.4	2.6
奶及奶制品	18.7	27.1	45.2	102.7	58.6
坚果	1.6	2.0	3.4	3.1	2.7
小吃甜品					
小吃	0.3	0.4	0.8	7.2	3.1
蛋糕、糕点	2.6	0.6	0.9	7.6	3.8

食物种类	6~8 岁	9~11 岁	12~14 岁	15~17 岁	合计
速食食品					
快餐食品	0.1	0.3	2.7	14.8	6.4
方便食品	15.0	27.4	36.8	67.2	42.5
休闲食品	0.7	2.1	4.1	1.8	2.1
糖果、蜜饯	4.5	5.5	7.5	8.6	6.9
饮料	14.5	5.6	31.4	23.2	19.6
酒精	0.0	0.5	0.4	2.0	0.9
食用油					
植物油	1.5	8.2	22.9	20.2	14.7
动物油	0.1	0.1	0.0	0.0	0.0
食用盐	1.4	2.9	9.0	5.4	4.9
鸡精/味精	0.0	0.4	1.6	2.3	1.3
酱及酱油	1.9	3.8	10.3	18.4	10.5

附表 5-8　广东省 6~17 岁儿童青少年每人每日主要食物摄入量分布

单位:g

食物种类	均值	P_5	P_{25}	P_{50}	P_{75}	P_{95}
粮谷类						
米及其制品	209.1	46.4	100.0	168.0	270.9	516.7
面及其制品	41.3	0.0	0.0	0.0	58.2	174.6
其他谷类	1.2	0.0	0.0	0.0	0.0	3.3
薯类	13.3	0.0	0.0	0.0	0.0	83.3
淀粉及其制品	3.1	0.0	0.0	0.0	0.8	5.1
豆类						
杂豆及其制品	2.5	0.0	0.0	0.0	0.0	7.7
大豆及其制品	15.5	0.0	0.0	0.0	17.1	72.8
蔬菜						
深色蔬菜	67.6	0.0	0.0	41.0	100.0	225.0
浅色蔬菜	111.6	0.0	16.0	76.7	170.0	340.0
腌菜	3.2	0.0	0.0	0.0	0.0	25.0
水果	44.6	0.0	0.0	0.0	54.7	236.6

续表

食物种类	均值	P_5	P_{25}	P_{50}	P_{75}	P_{95}
畜禽肉类						
猪肉	70.5	0.0	17.0	50.0	100.0	210.8
猪肉内脏	1.0	0.0	0.0	0.0	0.0	0.0
猪肉制品	7.7	0.0	0.0	0.0	0.0	57.7
其他畜肉	8.7	0.0	0.0	0.0	0.0	60.0
其他畜肉内脏	0.1	0.0	0.0	0.0	0.0	0.0
其他畜肉制品	0.0	0.0	0.0	0.0	0.0	0.0
禽肉	49.4	0.0	0.0	16.7	80.4	185.8
禽肉内脏	0.3	0.0	0.0	0.0	0.0	0.0
禽肉制品	1.5	0.0	0.0	0.0	0.0	0.0
蛋类	30.8	0.0	0.0	10.0	50.0	110.0
水产类						
淡水鱼	11.6	0.0	0.0	0.0	0.0	78.0
海鱼	6.8	0.0	0.0	0.0	0.0	50.0
其他水产品	4.0	0.0	0.0	0.0	0.0	14.3
奶及奶制品	67.5	0.0	0.0	0.0	83.3	312.5
坚果	2.1	0.0	0.0	0.0	0.0	15.0
小吃甜品						
小吃	2.4	0.0	0.0	0.0	0.0	0.0
蛋糕、糕点	4.1	0.0	0.0	0.0	0.0	24.3
速食食品						
快餐食品	7.6	0.0	0.0	0.0	0.0	58.7
方便食品	47.4	0.0	0.0	0.0	76.0	200.0
休闲食品	1.9	0.0	0.0	0.0	0.0	5.0
糖果、蜜饯	5.9	0.0	0.0	0.0	5.8	21.1
饮料	26.9	0.0	0.0	0.0	0.0	200.0
酒精	0.6	0.0	0.0	0.0	0.0	4.0
食用油						
植物油	13.2	0.0	0.0	5.9	24.6	34.5
动物油	0.1	0.0	0.0	0.0	0.0	0.0
食用盐	4.5	0.0	0.0	4.1	8.0	13.1
鸡精 / 味精	1.0	0.0	0.0	0.0	2.0	4.8
酱及酱油	8.7	0.0	0.0	3.5	11.7	65.1

附表 5-9　广东省城市 6~17 岁男生每人每日主要食物摄入量分布

单位：g

食物种类	均值	P_5	P_{25}	P_{50}	P_{75}	P_{95}
粮谷类						
米及其制品	167.8	45.0	99.0	140.8	204.0	376.4
面及其制品	45.3	0.0	0.0	14.6	71.1	174.6
其他谷类	1.9	0.0	0.0	0.0	0.0	9.3
薯类	14.8	0.0	0.0	0.0	0.0	83.3
淀粉及其制品	3.1	0.0	0.0	0.0	0.0	3.9
豆类						
杂豆及其制品	1.7	0.0	0.0	0.0	0.0	1.7
大豆及其制品	10.5	0.0	0.0	0.0	8.1	50.0
蔬菜						
深色蔬菜	80.9	0.0	0.0	59.8	120.0	240.0
浅色蔬菜	101.0	0.0	20.0	70.0	150.0	302.0
腌菜	0.5	0.0	0.0	0.0	0.0	0.0
水果	49.5	0.0	0.0	0.0	67.5	255.2
畜禽肉类						
猪肉	79.1	0.0	20.0	60.0	108.0	222.0
猪肉内脏	2.1	0.0	0.0	0.0	0.0	5.0
猪肉制品	8.4	0.0	0.0	0.0	0.0	60.0
其他畜肉	15.0	0.0	0.0	0.0	0.0	100.0
其他畜肉内脏	0.3	0.0	0.0	0.0	0.0	0.0
其他畜肉制品	0.0	0.0	0.0	0.0	0.0	0.0
禽肉	51.7	0.0	0.0	20.0	83.5	200.0
禽肉内脏	0.2	0.0	0.0	0.0	0.0	0.0
禽肉制品	3.6	0.0	0.0	0.0	0.0	0.0
蛋类	32.0	0.0	0.0	18.3	50.0	100.0
水产类						
淡水鱼	15.5	0.0	0.0	0.0	0.0	100.0
海鱼	6.5	0.0	0.0	0.0	0.0	50.0
其他水产品	7.6	0.0	0.0	0.0	0.0	43.0
奶及奶制品	85.2	0.0	0.0	0.0	166.7	350.0
坚果	1.7	0.0	0.0	0.0	0.0	12.5

食物种类	均值	P_5	P_{25}	P_{50}	P_{75}	P_{95}
小吃甜品						
小吃	1.9	0.0	0.0	0.0	0.0	0.0
蛋糕、糕点	3.9	0.0	0.0	0.0	0.0	30.0
速食食品						
快餐食品	6.4	0.0	0.0	0.0	0.0	33.3
方便食品	57.3	0.0	0.0	0.0	93.3	243.3
休闲食品	1.3	0.0	0.0	0.0	0.0	0.0
糖果、蜜饯	6.3	0.0	0.0	0.0	3.5	18.0
饮料	26.9	0.0	0.0	0.0	0.0	216.7
酒精	0.2	0.0	0.0	0.0	0.0	0.6
食用油						
植物油	11.2	0.0	0.0	0.0	17.7	40.0
动物油	0.0	0.0	0.0	0.0	0.0	0.0
食用盐	4.1	0.0	0.0	2.6	5.6	15.3
鸡精/味精	0.5	0.0	0.0	0.0	0.6	3.3
酱及酱油	5.5	0.0	0.0	2.5	9.1	16.3

附表5-10　广东省城市6~17岁女生每人每日主要食物摄入量分布

单位:g

食物种类	均值	P_5	P_{25}	P_{50}	P_{75}	P_{95}
粮谷类						
米及其制品	135.1	30.0	82.0	112.5	173.5	302.0
面及其制品	46.6	0.0	0.0	18.8	72.8	174.6
其他谷类	2.5	0.0	0.0	0.0	0.0	13.3
薯类	17.8	0.0	0.0	0.0	0.0	100.0
淀粉及其制品	1.8	0.0	0.0	0.0	0.1	3.9
豆类						
杂豆及其制品	1.7	0.0	0.0	0.0	0.0	3.3
大豆及其制品	11.3	0.0	0.0	0.0	11.6	42.9
蔬菜						
深色蔬菜	79.7	0.0	3.3	50.0	116.7	270.0
浅色蔬菜	94.0	0.0	16.7	68.3	136.7	300.0

食物种类	均值	P_5	P_{25}	P_{50}	P_{75}	P_{95}
腌菜	1.1	0.0	0.0	0.0	0.0	3.4
水果	55.8	0.0	0.0	0.0	88.8	250.0
畜禽肉类						
猪肉	69.4	0.0	16.7	50.0	100.0	200.0
猪肉内脏	1.6	0.0	0.0	0.0	0.0	0.0
猪肉制品	6.4	0.0	0.0	0.0	0.0	42.9
其他畜肉	9.3	0.0	0.0	0.0	0.0	60.0
其他畜肉内脏	0.0	0.0	0.0	0.0	0.0	0.0
其他畜肉制品	0.0	0.0	0.0	0.0	0.0	0.0
禽肉	37.4	0.0	0.0	3.3	60.0	150.0
禽肉内脏	0.3	0.0	0.0	0.0	0.0	0.0
禽肉制品	2.8	0.0	0.0	0.0	0.0	0.0
蛋类	28.6	0.0	0.0	16.7	50.0	100.0
水产类						
淡水鱼	14.0	0.0	0.0	0.0	0.0	82.5
海鱼	8.0	0.0	0.0	0.0	0.0	55.0
其他水产品	5.7	0.0	0.0	0.0	0.0	34.2
奶及奶制品	74.4	0.0	0.0	0.0	116.7	266.7
坚果	2.3	0.0	0.0	0.0	0.0	12.6
小吃甜品						
小吃	2.3	0.0	0.0	0.0	0.0	0.0
蛋糕、糕点	6.2	0.0	0.0	0.0	0.0	41.7
速食食品						
快餐食品	7.6	0.0	0.0	0.0	0.0	50.3
方便食品	53.5	0.0	0.0	12.0	90.0	200.0
休闲食品	2.8	0.0	0.0	0.0	0.0	13.3
糖果、蜜饯	6.2	0.0	0.0	0.0	5.8	30.0
饮料	22.5	0.0	0.0	0.0	0.0	176.9
酒精	0.1	0.0	0.0	0.0	0.0	0.6
食用油						
植物油	11.3	0.0	0.0	2.2	17.7	34.4
动物油	0.0	0.0	0.0	0.0	0.0	0.0
食用盐	4.3	0.0	0.0	2.7	5.9	15.3
鸡精／味精	0.5	0.0	0.0	0.0	0.6	3.3
酱及酱油	5.2	0.0	0.0	3.5	9.1	16.3

附表 5-11　广东省农村 6~17 岁男生每人每日主要食物摄入量分布

单位:g

食物种类	均值	P_5	P_{25}	P_{50}	P_{75}	P_{95}
粮谷类						
米及其制品	258.3	63.0	132.0	217.2	353.4	580.4
面及其制品	35.4	0.0	0.0	0.0	42.7	160.0
其他谷类	0.7	0.0	0.0	0.0	0.0	0.0
薯类	11.7	0.0	0.0	0.0	0.0	66.7
淀粉及其制品	3.0	0.0	0.0	0.0	1.5	5.1
豆类						
杂豆及其制品	2.3	0.0	0.0	0.0	0.0	8.2
大豆及其制品	19.9	0.0	0.0	0.0	24.3	84.4
蔬菜						
深色蔬菜	65.4	0.0	0.0	36.7	100.0	214.3
浅色蔬菜	113.2	0.0	5.0	75.0	180.0	380.0
腌菜	3.3	0.0	0.0	0.0	0.1	26.0
水果	42.0	0.0	0.0	0.0	40.0	207.0
畜禽肉类						
猪肉	74.8	0.0	17.0	51.3	108.0	220.0
猪肉内脏	0.3	0.0	0.0	0.0	0.0	0.0
猪肉制品	7.8	0.0	0.0	0.0	0.0	60.0
其他畜肉	8.4	0.0	0.0	0.0	0.0	57.7
其他畜肉内脏	0.0	0.0	0.0	0.0	0.0	0.0
其他畜肉制品	0.0	0.0	0.0	0.0	0.0	0.0
禽肉	57.7	0.0	0.0	20.0	100.0	200.0
禽肉内脏	0.2	0.0	0.0	0.0	0.0	0.0
禽肉制品	0.8	0.0	0.0	0.0	0.0	0.0
蛋类	33.7	0.0	0.0	6.7	55.0	114.6
水产类						
淡水鱼	9.9	0.0	0.0	0.0	0.0	64.8
海鱼	6.3	0.0	0.0	0.0	0.0	45.0
其他水产品	2.5	0.0	0.0	0.0	0.0	4.8

食物种类	均值	P_5	P_{25}	P_{50}	P_{75}	P_{95}
奶及奶制品	62.8	0.0	0.0	0.0	0.0	354.2
坚果	1.9	0.0	0.0	0.0	0.0	13.0
小吃甜品						
小吃	2.2	0.0	0.0	0.0	0.0	0.0
蛋糕、糕点	3.6	0.0	0.0	0.0	0.0	24.3
速食食品						
快餐食品	9.3	0.0	0.0	0.0	0.0	96.0
方便食品	43.8	0.0	0.0	0.0	70.0	174.0
休闲食品	1.7	0.0	0.0	0.0	0.0	0.0
糖果、蜜饯	4.8	0.0	0.0	0.0	4.5	15.0
饮料	34.9	0.0	0.0	0.0	0.0	216.7
酒精	0.8	0.0	0.0	0.0	0.0	4.0
食用油						
植物油	13.8	0.0	0.0	5.9	24.6	34.5
动物油	0.1	0.0	0.0	0.0	0.0	0.0
食用盐	4.7	0.0	0.0	4.1	8.0	10.3
鸡精/味精	1.2	0.0	0.0	0.0	2.8	4.8
酱及酱油	10.5	0.0	0.0	3.6	11.7	65.1

附表5-12　广东省农村6~17岁女生每人每日主要食物摄入量分布

单位:g

食物种类	均值	P_5	P_{25}	P_{50}	P_{75}	P_{95}
粮谷类						
米及其制品	214.4	45.0	103.5	174.5	280.0	520.0
面及其制品	43.0	0.0	0.0	0.0	54.5	190.0
其他谷类	0.6	0.0	0.0	0.0	0.0	0.0
薯类	12.0	0.0	0.0	0.0	0.0	80.0

附

录

食物种类	均值	P_5	P_{25}	P_{50}	P_{75}	P_{95}
淀粉及其制品	4.0	0.0	0.0	0.0	3.8	5.1
豆类						
杂豆及其制品	3.6	0.0	0.0	0.0	0.0	23.0
大豆及其制品	15.5	0.0	0.0	0.0	19.6	80.0
蔬菜						
深色蔬菜	55.7	0.0	0.0	30.0	80.0	200.0
浅色蔬菜	125.5	0.0	17.9	93.3	200.0	350.0
腌菜	5.9	0.0	0.0	0.0	0.1	40.1
水果	38.8	0.0	0.0	0.0	30.0	225.3
畜禽肉类						
猪肉	60.7	0.0	15.0	50.0	80.0	175.0
猪肉内脏	0.7	0.0	0.0	0.0	0.0	0.0
猪肉制品	7.8	0.0	0.0	0.0	0.0	60.0
其他畜肉	4.8	0.0	0.0	0.0	0.0	33.3
其他畜肉内脏	0.2	0.0	0.0	0.0	0.0	0.0
其他畜肉制品	0.0	0.0	0.0	0.0	0.0	0.0
禽肉	44.3	0.0	0.0	10.0	78.7	158.0
禽肉内脏	0.4	0.0	0.0	0.0	0.0	0.0
禽肉制品	0.5	0.0	0.0	0.0	0.0	0.0
蛋类	27.9	0.0	0.0	0.0	48.4	110.4
水产类						
淡水鱼	9.9	0.0	0.0	0.0	0.0	70.0
海鱼	6.8	0.0	0.0	0.0	0.0	41.2
其他水产品	2.6	0.0	0.0	0.0	0.0	5.5
奶及奶制品	58.6	0.0	0.0	0.0	66.7	250.0
坚果	2.7	0.0	0.0	0.0	0.0	20.0
小吃甜品						
小吃	3.1	0.0	0.0	0.0	0.0	0.0
蛋糕、糕点	3.8	0.0	0.0	0.0	0.0	16.7

食物种类	均值	P_5	P_{25}	P_{50}	P_{75}	P_{95}
速食食品						
快餐食品	6.4	0.0	0.0	0.0	0.0	46.2
方便食品	42.5	0.0	0.0	0.0	69.0	196.3
休闲食品	2.1	0.0	0.0	0.0	0.0	10.0
糖果、蜜饯	6.9	0.0	0.0	0.0	8.1	25.0
饮料	19.6	0.0	0.0	0.0	0.0	157.9
酒精	0.9	0.0	0.0	0.0	0.0	4.0
食用油						
植物油	14.7	0.0	0.0	6.6	29.4	34.5
动物油	0.0	0.0	0.0	0.0	0.0	0.0
食用盐	4.9	0.0	0.0	4.1	8.0	10.3
鸡精/味精	1.3	0.0	0.0	0.2	2.8	4.8
酱及酱油	10.5	0.0	0.0	6.3	11.7	65.1

附表5-13　广东省不同年龄组儿童青少年每人每日主要营养素摄入量

能量和营养素	6~8岁	9~11岁	12~14岁	15~17岁	合计
能量/kcal	1 298.9	1 571.5	1 931.2	2 465.0	1 913.9
蛋白质/g	52.2	61.5	70.4	88.8	71.3
脂肪/g	40.6	50.3	63.2	79.7	61.7
碳水化合物/g	185.0	222.6	275.4	350.9	272.3
膳食纤维/g	1.4	1.7	1.6	1.9	1.7
胆固醇/mg	277.0	335.9	305.5	427.1	349.5
总维生素A/µgRAE	179.9	224.2	211.4	252.5	222.3
维生素A(视黄醇)/µg	124.6	140.5	120.8	202.3	154.8
硫胺素/µg	0.8	0.9	1.0	1.2	1.0
核黄素/mg	0.6	0.7	0.8	1.1	0.8
烟酸/mg	11.7	13.7	15.4	19.0	15.6
维生素C/mg	51.9	66.0	78.6	97.0	77.0
维生素E/mg	7.8	11.4	21.7	27.5	18.7
钙/mg	233.5	292.8	349.4	483.8	361.2
磷/mg	660.8	779.5	913.6	1 196.0	933.3
钾/mg	1 213.3	1 415.7	1 709.3	2 108.2	1 686.2

能量和营养素	6~8 岁	9~11 岁	12~14 岁	15~17 岁	合计
钠 /mg	1 227.9	1 896.1	4 101.1	4 103.4	3 037.9
镁 /mg	169.2	201.8	252.1	319.5	248.2
铁 /mg	12.0	14.0	17.8	23.6	17.9
锌 /mg	7.5	9.0	10.7	12.9	10.4
硒 /μg	32.7	38.5	39.2	47.9	40.8
铜 /mg	1.2	1.3	1.8	2.2	1.7
锰 /mg	3.0	3.6	4.8	6.2	4.7

附表 5-14　广东省城市不同年龄组男生每人每日主要营养素摄入量

能量和营养素	6~8 岁	9~11 岁	12~14 岁	15~17 岁	合计
能量 /kcal	1 339.4	1 587.6	1 825.3	2 243.1	1 796.9
蛋白质 /g	59.4	70.5	75.4	86.9	74.5
脂肪 /g	42.9	51.4	59.1	77.3	59.5
碳水化合物 /g	183.3	215.6	253.2	306.6	246.2
膳食纤维 /g	1.6	1.7	2.0	2.1	1.9
胆固醇 /mg	361.8	409.5	394.9	414.5	397.6
总维生素 A/μgRAE	232.8	308.7	267.4	273.4	272.0
维生素 A（视黄醇）/μg	182.0	193.4	163.2	186.4	181.6
硫胺素 /μg	0.9	1.0	1.1	1.2	1.0
核黄素 /mg	0.7	0.9	0.9	1.0	0.9
烟酸 /mg	13.0	16.0	16.6	20.1	16.8
维生素 C/mg	53.8	84.9	85.3	116.7	88.4
维生素 E/mg	9.4	11.8	14.1	21.1	14.7
钙 /mg	307.2	371.9	365.2	429.5	374.8
磷 /mg	758.3	892.7	939.7	1 119.0	946.4
钾 /mg	1 351.9	1 611.2	1 629.8	1 940.6	1 664.2
钠 /mg	1 680.5	1 700.3	2 715.3	3 904.2	2 625.7
镁 /mg	185.5	221.3	236.8	314.1	246.4
铁 /mg	13.8	15.4	17.1	27.0	19.1
锌 /mg	8.3	10.2	10.7	12.3	10.5
硒 /μg	40.1	46.1	46.1	50.0	46.1
铜 /mg	1.3	1.4	1.6	1.9	1.6
锰 /mg	3.1	3.7	4.0	5.1	4.1

附表 5-15　广东省城市不同年龄组女生每人每日主要营养素摄入量

能量和营养素	6~8 岁	9~11 岁	12~14 岁	15~17 岁	合计
能量 /kcal	1 273.9	1 515.9	1 694.3	1 882.0	1 629.7
蛋白质 /g	57.4	64.1	68.6	69.9	65.7
脂肪 /g	42.2	52.3	55.7	65.4	55.4
碳水化合物 /g	170.1	202.5	235.3	259.9	222.6
膳食纤维 /g	1.6	2.2	2.3	2.2	2.1
胆固醇 /mg	330.8	353.3	337.6	327.9	336.6
总维生素 A/μgRAE	273.6	273.8	256.3	271.0	268.7
维生素 A（视黄醇）/μg	180.5	178.2	143.4	206.4	179.7
硫胺素 /μg	0.9	0.9	1.0	1.0	1.0
核黄素 /mg	0.7	0.8	0.8	0.9	0.8
烟酸 /mg	12.5	13.8	15.4	16.8	14.9
维生素 C/mg	66.9	72.0	74.5	107.7	83.3
维生素 E/mg	8.9	12.1	14.0	20.7	14.7
钙 /mg	291.5	357.3	359.7	384.6	353.5
磷 /mg	720.1	825.3	878.1	922.6	848.5
钾 /mg	1 321.0	1 528.3	1 635.9	1 706.6	1 570.4
钠 /mg	1 576.6	1 828.4	2 793.3	3 769.5	2 645.4
镁 /mg	178.2	208.6	229.7	250.8	221.4
铁 /mg	13.2	14.7	15.9	18.3	15.9
锌 /mg	8.0	9.0	9.6	9.6	9.1
硒 /μg	37.6	40.5	42.2	41.1	40.5
铜 /mg	1.2	1.3	1.5	1.7	1.5
锰 /mg	2.8	3.2	3.9	4.3	3.7

附表 5-16　广东省农村不同年龄组男生每人每日主要营养素摄入量

能量和营养素	6~8 岁	9~11 岁	12~14 岁	15~17 岁	合计
能量 /kcal	1 352.1	1 647.8	2 058.9	2 893.9	2 126.6
蛋白质 /g	49.7	61.7	70.8	103.9	76.4
脂肪 /g	41.9	52.7	66.4	91.6	67.5
碳水化合物 /g	198.1	236.1	299.7	414.8	306.7
膳食纤维 /g	1.4	1.8	1.4	1.8	1.6
胆固醇 /mg	255.7	336.0	263.7	521.5	370.0

能量和营养素	6~8 岁	9~11 岁	12~14 岁	15~17 岁	合计
总维生素 A/μgRAE	146.3	180.1	186.0	292.7	215.0
维生素 A（视黄醇）/μg	99.2	111.8	97.3	244.5	153.8
硫胺素 /μg	0.7	0.9	1.0	1.4	1.1
核黄素 /mg	0.5	0.6	0.7	1.3	0.9
烟酸 /mg	11.0	13.5	15.3	21.7	16.3
维生素 C/mg	46.8	56.6	72.7	105.1	75.6
维生素 E/mg	7.6	11.2	24.9	31.6	20.9
钙 /mg	213.2	255.8	326.4	579.9	379.5
磷 /mg	640.9	765.9	915.8	1 414.1	1 006.9
钾 /mg	1 192.7	1 377.7	1 749.0	2 523.7	1 834.9
钠 /mg	1 058.9	1 949.6	4 613.1	4 222.2	3 173.7
镁 /mg	169.1	202.5	263.5	369.6	269.3
铁 /mg	11.9	13.7	18.1	26.1	18.8
锌 /mg	7.4	8.9	11.2	15.4	11.5
硒 /μg	31.2	39.7	36.6	53.4	42.1
铜 /mg	1.1	1.4	1.9	2.5	1.9
锰 /mg	3.2	3.8	5.4	7.7	5.4

附表 5-17　广东省农村不同年龄组女生每人每天营养素摄入量

能量和营养素	6~8 岁	9~11 岁	12~14 岁	15~17 岁	合计
能量 /kcal	1 216.5	1 501.9	1 983.9	2 356.6	1 880.1
蛋白质 /g	48.0	53.3	67.6	81.2	66.1
脂肪 /g	36.6	45.6	66.6	74.1	59.3
碳水化合物 /g	177.3	223.2	284.0	342.1	273.3
膳食纤维 /g	1.2	1.4	1.3	1.8	1.5
胆固醇 /mg	219.0	273.6	277.4	372.3	302.2
总维生素 A/μgRAE	136.8	188.0	178.0	189.0	176.4
维生素 A（视黄醇）/μg	89.0	115.1	107.8	161.0	126.4
硫胺素 /μg	0.7	0.8	1.0	1.1	0.9
核黄素 /mg	0.5	0.6	0.8	1.0	0.8
烟酸 /mg	11.2	12.2	14.7	16.4	14.2
维生素 C/mg	49.2	60.4	84.0	73.5	68.3

能量和营养素	6~8 岁	9~11 岁	12~14 岁	15~17 岁	合计
维生素 E/mg	6.5	11.1	27.5	29.1	20.6
钙 /mg	179.2	243.3	361.3	447.7	335.1
磷 /mg	589.8	688.9	914.1	1 112.8	881.8
钾 /mg	1 089.1	1 256.7	1 757.9	1 906.2	1 582.1
钠 /mg	957.3	2 010.3	5 192.5	4 218.5	3 334.3
镁 /mg	153.5	183.2	261.7	297.0	238.2
铁 /mg	10.1	13.0	19.0	21.7	17.1
锌 /mg	6.9	8.2	10.6	11.7	9.8
硒 /μg	27.0	30.6	35.8	43.7	36.1
铜 /mg	1.1	1.3	1.8	2.0	1.6
锰 /mg	2.9	3.6	5.1	5.8	4.6

附表 5-18　广东省 6~17 岁儿童青少年每人每日主要营养素摄入量分布

能量和营养素	均值	P_5	P_{25}	P_{50}	P_{75}	P_{95}
能量 /kcal	1 913.9	769.2	1 259.9	1 748.5	2 373.0	3 678.3
蛋白质 /g	71.3	27.4	47.3	66.4	87.7	129.8
脂肪 /g	61.7	12.4	32.5	55.3	81.3	133.0
碳水化合物 /g	272.3	105.4	168.6	235.2	338.5	558.7
膳食纤维 /g	1.7	0.0	0.0	0.3	2.4	6.8
胆固醇 /mg	349.5	37.2	129.6	279.5	477.6	864.2
总维生素 A/μgRAE	222.3	26.9	86.9	156.1	260.4	620.8
维生素 A（视黄醇）/μg	154.8	7.0	46.0	114.0	197.3	416.5
硫胺素 /μg	1.0	0.3	0.6	0.9	1.2	2.0
核黄素 /mg	0.8	0.3	0.5	0.7	1.0	1.7
烟酸 /mg	15.6	5.2	9.8	14.3	19.7	29.9
维生素 C/mg	77.0	6.4	27.2	51.2	85.4	199.7
维生素 E/mg	18.7	2.4	6.2	14.1	25.9	51.2
钙 /mg	361.2	85.6	182.9	282.9	453.7	850.9
磷 /mg	933.3	356.5	607.5	848.8	1 141.5	1 763.5
钾 /mg	1 686.2	563.9	1 062.4	1 493.5	2 034.4	3 259.4
钠 /mg	3 037.9	115.4	455.5	2 652.9	4 754.3	7 336.3

续表

能量和营养素	均值	P_5	P_{25}	P_{50}	P_{75}	P_{95}
镁 /mg	248.2	93.2	156.8	218.6	301.2	484.7
铁 /mg	17.9	6.2	10.7	14.9	20.9	36.6
锌 /mg	10.4	4.0	6.7	9.3	13.0	20.1
硒 /μg	40.8	12.9	24.5	36.7	51.1	81.6
铜 /mg	1.7	0.6	1.0	1.4	2.1	3.5
锰 /mg	4.7	1.5	2.6	3.9	5.8	10.0

附表 5-19　广东省城市 6~17 岁男生每人每日主要营养素摄入量分布

能量和营养素	均值	P_5	P_{25}	P_{50}	P_{75}	P_{95}
能量 /kcal	1 796.9	783.2	1 273.6	1 674.6	2 192.5	3 348.6
蛋白质 /g	74.5	30.7	52.4	70.3	89.8	136.2
脂肪 /g	59.5	14.3	33.6	54.9	78.1	120.1
碳水化合物 /g	246.2	104.5	164.4	219.0	297.0	487.2
膳食纤维 /g	1.9	0.0	0.0	0.5	2.8	6.5
胆固醇 /mg	397.6	54.6	182.5	337.1	546.7	933.0
总维生素 A/μgRAE	272.0	34.9	116.0	189.8	323.8	770.4
维生素 A(视黄醇)/μg	181.6	15.8	68.6	133.1	225.8	411.6
硫胺素 /μg	1.0	0.4	0.7	1.0	1.3	2.0
核黄素 /mg	0.9	0.3	0.6	0.8	1.1	1.8
烟酸 /mg	16.8	6.2	10.8	15.1	20.3	32.8
维生素 C/mg	88.4	9.0	32.7	59.7	93.0	204.5
维生素 E/mg	14.7	2.6	5.8	12.4	20.4	36.1
钙 /mg	374.8	101.3	195.9	320.2	488.7	825.5
磷 /mg	946.4	409.6	662.8	882.3	1 121.7	1 736.0
钾 /mg	1 664.2	652.5	1 126.6	1 488.1	2 003.4	3 156.0
钠 /mg	2 625.7	173.7	488.7	1 983.7	3 915.9	7 197.9
镁 /mg	246.4	101.2	160.1	214.5	285.9	431.0
铁 /mg	19.1	7.1	11.1	14.9	19.9	33.9
锌 /mg	10.5	4.4	7.2	9.6	13.0	19.9
硒 /μg	46.1	15.6	29.0	40.0	54.3	95.9
铜 /mg	1.6	0.6	1.0	1.3	1.9	3.3
锰 /mg	4.1	1.5	2.5	3.5	5.0	8.7

附表 5-20　广东省城市 6~17 岁女生每人每日主要营养素摄入量分布

能量和营养素	均值	P_5	P_{25}	P_{50}	P_{75}	P_{95}
能量 /kcal	1 629.7	782.9	1 166.5	1 513.9	1 937.8	2 960.7
蛋白质 /g	65.7	29.5	46.7	61.5	78.2	116.1
脂肪 /g	55.4	13.0	31.7	50.5	70.8	112.5
碳水化合物 /g	222.6	104.2	155.3	202.6	265.7	407.5
膳食纤维 /g	2.1	0.0	0.0	1.0	3.2	6.5
胆固醇 /mg	336.6	48.6	142.2	292.5	451.9	758.2
总维生素 A/μgRAE	268.7	36.4	105.7	177.8	307.1	775.1
维生素 A（视黄醇）/μg	179.7	11.0	55.7	121.0	187.8	413.4
硫胺素 /μg	1.0	0.4	0.6	0.9	1.2	1.9
核黄素 /mg	0.8	0.3	0.5	0.7	1.0	1.5
烟酸 /mg	14.9	5.9	9.5	12.8	17.7	27.6
维生素 C/mg	83.3	9.4	30.5	55.2	95.8	209.2
维生素 E/mg	14.7	2.5	5.9	12.3	20.0	33.8
钙 /mg	353.5	101.7	191.8	293.6	441.0	754.1
磷 /mg	848.5	380.6	602.4	778.0	1 000.7	1 555.2
钾 /mg	1 570.4	615.5	1 033.5	1 364.6	1 848.4	3 055.0
钠 /mg	2 645.4	139.4	535.5	1 996.3	3 950.4	7 204.8
镁 /mg	221.4	91.1	150.4	199.2	255.4	409.0
铁 /mg	15.9	6.5	10.2	13.7	17.9	33.7
锌 /mg	9.1	3.8	6.2	8.5	11.0	16.4
硒 /μg	40.5	15.1	25.8	36.0	49.4	77.7
铜 /mg	1.5	0.6	0.9	1.2	1.7	3.0
锰 /mg	3.7	1.3	2.2	3.1	4.4	7.7

附表 5-21　广东省农村 6~17 岁男生每人每日主要营养素摄入量分布

能量和营养素	均值	P_5	P_{25}	P_{50}	P_{75}	P_{95}
能量 /kcal	2 126.6	769.5	1 306.0	1 959.5	2 749.7	4 008.2
蛋白质 /g	76.4	26.3	46.3	69.7	100.3	145.8
脂肪 /g	67.5	12.4	33.2	60.1	91.6	145.1
碳水化合物 /g	306.7	109.4	183.3	259.1	396.7	649.9
膳食纤维 /g	1.6	0.0	0.0	0.3	2.0	7.1
胆固醇 /mg	370.0	36.5	129.0	282.1	532.6	893.9

续表

能量和营养素	均值	P_5	P_{25}	P_{50}	P_{75}	P_{95}
总维生素 A/μgRAE	215.0	26.8	84.2	145.6	249.8	571.9
维生素 A（视黄醇）/μg	153.8	5.2	42.5	109.8	205.2	435.8
硫胺素 /μg	1.1	0.3	0.7	1.0	1.3	2.2
核黄素 /mg	0.9	0.2	0.5	0.7	1.1	1.8
烟酸 /mg	16.3	4.9	9.8	15.6	21.7	31.9
维生素 C/mg	75.6	4.7	25.3	49.2	86.2	207.8
维生素 E/mg	20.9	2.5	6.6	14.7	31.8	52.8
钙 /mg	379.5	80.5	182.7	277.2	482.7	975.1
磷 /mg	1 006.9	327.3	606.0	914.1	1 289.7	1 990.3
钾 /mg	1 834.9	520.3	1 074.4	1 625.5	2 263.7	3 569.1
钠 /mg	3 173.7	94.5	459.8	3 420.2	5 001.8	6 995.3
镁 /mg	269.3	94.2	158.2	240.9	339.4	524.6
铁 /mg	18.8	5.9	10.9	16.9	23.1	41.4
锌 /mg	11.5	4.0	6.8	10.2	14.9	22.3
硒 /μg	42.1	12.2	24.5	38.8	54.7	84.1
铜 /mg	1.9	0.6	1.1	1.6	2.4	3.8
锰 /mg	5.4	1.5	2.9	4.4	6.8	10.8

附表5-22　广东省农村6~17岁女生每人每日主要营养素摄入量分布

能量和营养素	均值	P_5	P_{25}	P_{50}	P_{75}	P_{95}
能量 /kcal	1 880.1	747.8	1 267.6	1 752.3	2 338.4	3 304.1
蛋白质 /g	66.1	24.6	44.8	63.8	82.1	117.5
脂肪 /g	59.3	11.0	31.1	54.5	76.9	117.8
碳水化合物 /g	273.3	103.1	167.3	241.6	344.7	542.7
膳食纤维 /g	1.5	0.0	0.0	0.3	2.0	7.1
胆固醇 /mg	302.2	24.0	97.9	231.2	405.8	842.4
总维生素 A/μgRAE	176.4	22.2	70.5	134.3	231.0	443.3
维生素 A（视黄醇）/μg	126.4	4.0	37.4	92.0	175.3	362.8
硫胺素 /μg	0.9	0.3	0.6	0.9	1.1	1.9
核黄素 /mg	0.8	0.2	0.4	0.7	0.9	1.5
烟酸 /mg	14.2	4.9	9.5	13.0	17.5	27.5
维生素 C/mg	68.3	5.3	25.5	49.1	75.9	176.4

能量和营养素	均值	P_5	P_{25}	P_{50}	P_{75}	P_{95}
维生素 E/mg	20.6	2.3	6.0	15.5	34.1	53.5
钙 /mg	335.1	77.2	169.1	259.7	425.3	789.6
磷 /mg	881.8	339.9	579.1	810.8	1 082.6	1 602.0
钾 /mg	1 582.1	542.5	1 026.1	1 464.3	1 913.0	2 994.5
钠 /mg	3 334.3	101.1	392.3	3 618.3	5 189.4	8 836.4
镁 /mg	238.2	88.9	156.9	213.0	295.9	461.4
铁 /mg	17.1	6.1	10.5	14.4	20.8	35.3
锌 /mg	9.8	3.8	6.2	8.8	12.4	18.6
硒 /μg	36.1	12.2	22.1	33.1	45.8	73.6
铜 /mg	1.6	0.6	1.0	1.4	2.1	3.3
锰 /mg	4.6	1.5	2.6	4.0	5.9	10.0

附录六　各调查点情况

广东省各调查点情况见附表 6-1 至附表 6-7。

附表 6-1　广东省各调查点儿童青少年每标准人日各类食物平均摄入量

单位:g

分类	广州番禺	韶关翁源	韶关南雄	深圳罗湖	珠海斗门	佛山禅城	江门台山	肇庆端州	惠州博罗	河源和平	阳江阳东	清远英德	云浮罗定
调查人数	280	272	279	279	274	261	275	279	277	261	273	280	279
粮谷类													
米及其制品	129.3	189.0	174.8	140.2	162.8	167.0	211.0	155.5	248.4	278.2	335.2	211.7	190.8
面及其制品	61.3	25.4	55.9	38.6	44.3	59.6	41.3	47.1	53.6	36.2	35.0	57.4	50.3
其他谷类	1.5	1.6	0.6	2.9	2.9	6.0	2.0	1.1	0.4	1.1	0.5	5.3	0.5
薯类	18.0	9.7	13.4	25.4	15.0	18.2	10.5	11.1	9.9	10.6	27.2	21.5	15.8
淀粉及其制品	1.1	0.2	4.6	2.2	11.5	0.9	5.0	0.2	6.4	1.7	3.1	1.9	3.9
豆类													
杂豆及其制品	1.1	3.3	0.5	2.6	1.5	3.8	0.8	2.6	3.0	4.7	1.2	3.8	0.4
大豆及其制品	5.4	21.9	9.2	13.8	3.9	14.2	26.3	3.6	17.2	21.4	17.9	12.7	10.6

分类	广州番禺	韶关翁源	韶关南雄	深圳罗湖	珠海斗门	佛山禅城	江门台山	肇庆端州	惠州博罗	河源和平	阳江阳东	清远英德	云浮罗定
蔬菜													
深色蔬菜	91.8	38.8	62.9	87.6	96.5	143.9	48.7	128.6	78.4	78.0	60.8	80.1	95.8
浅色蔬菜	62.7	103.5	131.0	89.4	114.0	175.9	81.0	101.1	147.8	74.1	146.5	119.4	140.5
腌菜	0.4	1.8	1.0	0.8	0.4	0.5	1.3	1.0	5.8	0.3	9.7	1.2	0.9
水果	72.6	30.0	28.5	111.4	26.7	54.9	17.7	39.8	56.7	12.3	62.0	70.7	42.9
禽畜肉类													
猪肉	80.2	49.5	77.0	68.7	74.3	97.3	60.9	99.5	89.8	84.8	63.1	75.6	121.4
猪肉内脏	2.4	0.1	1.1	1.6	0.9	1.8	2.1	1.3	0.0	1.4	1.2	2.1	3.9
猪肉制品	10.7	8.4	6.1	6.6	8.2	6.0	13.6	9.5	7.5	11.9	8.2	8.8	5.7
其他畜肉	11.3	1.5	9.0	27.7	11.0	21.9	6.4	20.3	9.0	8.7	7.5	9.3	5.4
其他畜肉内脏	0.3	0.0	0.1	0.0	0.4	0.0	0.3	0.3	0.3	0.0	0.0	0.0	0.4
其他畜肉制品	0.0	0.0	0.0	0.0	0.0	0.1	0.0	0.0	0.0	0.0	0.0	0.0	0.0
禽肉	44.5	25.0	22.6	40.4	56.6	67.4	54.5	40.6	72.5	24.0	69.7	42.8	66.7
禽肉内脏	0.4	0.0	1.0	0.4	0.1	0.2	0.0	0.1	0.5	0.3	0.4	0.1	0.4
禽肉制品	1.3	0.1	1.0	4.4	1.0	20.5	2.8	1.4	0.8	0.6	0.7	2.1	0.6
蛋类	32.9	25.4	29.5	40.6	26.9	41.6	36.9	24.9	39.4	27.6	32.2	43.7	24.5
水产类													
淡水鱼	10.7	11.5	20.8	7.9	17.6	33.2	12.2	34.8	11.6	10.6	12.3	16.4	21.1
海鱼	8.7	2.7	1.8	17.2	7.7	11.6	13.4	1.5	2.1	1.5	28.0	2.3	3.9
其他水产品	4.4	1.6	0.8	10.0	6.7	12.1	5.1	2.4	2.7	0.6	6.5	11.0	8.7

分类	广州番禺	韶关翁源	韶关南雄	深圳罗湖	珠海斗门	佛山禅城	江门台山	肇庆端州	惠州博罗	河源和平	阳江阳东	清远英德	云浮罗定
奶及奶制品	95.2	54.7	47.2	183.2	47.3	114.4	42.9	94.0	85.7	45.0	31.4	101.2	24.8
坚果	2.2	0.9	0.5	2.4	0.7	1.1	1.1	2.3	3.6	1.3	1.8	3.0	3.5
小吃甜品													
小吃	1.7	4.5	5.7	3.6	0.5	0.4	2.0	0.8	1.1	4.4	4.3	2.4	2.5
蛋糕、糕点	4.1	1.2	0.9	8.0	1.9	12.2	6.7	2.7	5.6	2.0	4.4	8.2	2.2
速食食品													
快餐食品	8.7	0.7	0.7	25.6	4.3	3.5	1.9	1.1	13.4	5.3	3.4	2.3	2.9
方便食品	73.9	33.6	53.2	76.6	55.8	74.4	41.7	57.9	51.3	40.4	44.3	74.5	32.5
休闲食品	2.4	3.2	0.7	3.3	0.4	2.2	1.0	1.1	1.9	1.2	2.3	1.7	2.9
糖果、蜜饯	4.4	5.0	6.7	8.3	3.0	17.0	9.3	2.5	7.3	5.5	5.5	5.3	5.5
饮料	13.3	25.4	2.8	79.8	6.5	12.1	18.8	25.4	30.9	12.0	46.7	25.9	11.8
酒精	0.0	0.0	0.2	0.1	1.2	0.0	0.5	0.1	1.8	0.0	0.0	0.0	0.1
食用油													
植物油	15.9	5.2	7.7	7.0	10.9	20.0	14.5	3.7	15.2	25.3	12.1	18.8	6.4
动物油	0.1	0.4	0.0	0.0	0.0	0.0	0.0	0.0	0.0	0.0	0.1	0.0	0.0
食用盐	6.8	4.5	3.1	1.9	2.5	9.3	7.7	1.6	5.7	6.4	2.8	4.0	2.7
鸡精/味精	0.5	0.1	0.1	0.2	0.7	0.3	3.0	0.0	1.6	0.9	2.0	0.5	0.0
酱及酱油	8.3	1.9	4.0	4.3	4.9	4.7	13.9	2.5	8.2	7.4	28.3	6.1	3.3

附表 6-2　广东省各调查点儿童青少年每标准人日主要营养素摄入量

分类	广州番禺	韶关翁源	韶关南雄	深圳罗湖	珠海斗门	佛山禅城	江门台山	肇庆端州	惠州博罗	河源和平	阳江阳东	清远英德	云浮罗定
调查人数	280	272	279	279	274	261	275	279	277	261	273	280	279
能量 /kcal	1758.2	1474.0	1640.7	1978.3	1643.3	2302.2	1937.9	1674.9	2347.1	2180.4	2403.1	2157.9	1808.6
蛋白质 /g	71.6	53.6	62.5	83.2	69.3	100.5	74.6	74.5	84.8	71.4	89.0	80.3	80.4
脂肪 /g	63.9	43.4	51.6	62.9	52.2	85.4	64.2	54.2	81.5	74.4	55.1	72.9	56.1
碳水化合物 /g	229.8	222.4	237.0	277.1	229.0	291.9	269.0	227.6	324.6	311.9	382.7	302.0	250.7
膳食纤维 /g	2.5	1.1	2.6	2.5	2.0	3.7	1.5	2.3	2.1	1.6	1.6	2.5	1.0
胆固醇 /mg	392.1	257.6	317.8	476.7	351.5	532.3	391.0	352.5	430.9	297.9	386.8	444.6	390.4
总维生素 A/μgRAE	292.3	128.8	219.7	386.0	341.8	413.9	166.7	303.1	229.4	222.0	254.8	244.6	328.8
维生素 A (视黄醇) /μg	191.3	110.2	133.8	304.8	164.2	283.9	150.0	155.5	181.2	110.1	162.4	211.5	152.0
硫胺素 /μg	1.1	0.7	1.0	1.2	1.0	1.3	0.9	1.0	1.2	1.0	1.3	1.1	1.2
核黄素 /mg	0.8	0.6	0.7	1.2	0.8	1.3	0.8	0.9	1.0	0.8	1.1	1.0	0.9
烟酸 /mg	15.6	10.8	13.0	19.5	16.2	23.3	15.0	16.9	18.5	14.9	19.6	17.6	19.1
维生素 C/mg	63.2	37.6	74.9	165.5	69.5	106.4	50.8	94.1	83.5	70.1	110.6	80.9	98.4

续表

分类	广州番禺	韶关翁源	韶关南雄	深圳罗湖	珠海斗门	佛山禅城	江门台山	肇庆端州	惠州博罗	河源和平	阳江阳东	清远英德	云浮罗定
维生素 E/mg	15.0	11.9	11.8	16.1	12.3	22.4	21.0	9.5	25.7	25.5	17.2	20.1	12.4
钙/mg	363.5	270.7	280.9	571.0	322.4	541.9	302.3	395.1	408.8	336.5	474.2	428.9	332.9
磷/mg	903.6	734.4	793.3	1 123.3	842.1	1 279.7	935.9	944.7	1 096.0	955.9	1 194.0	1 063.3	980.0
钾/mg	1 569.3	1 359.0	1 400.5	2 150.7	1 368.1	2 420.1	1 659.9	1 700.9	1 870.3	2 021.8	2 156.0	1 882.1	1 722.2
钠/mg	3 760.3	2 365.2	1 900.4	2 049.6	1 999.4	4 892.3	4 803.0	1 334.9	3 703.3	3 553.0	3 602.4	2 657.4	1 842.2
镁/mg	222.7	210.6	205.7	306.7	222.1	318.1	243.8	230.4	283.9	265.3	326.1	281.8	254.5
铁/mg	15.9	13.6	14.0	25.5	17.0	23.5	18.2	15.9	19.9	18.8	24.1	19.5	19.1
锌/mg	9.4	7.7	8.7	12.1	9.4	14.1	10.5	10.4	12.2	11.5	14.0	11.2	11.8
硒/μg	44.1	28.1	35.0	53.8	43.2	65.7	42.6	44.8	47.8	35.8	52.0	47.7	52.2
铜/mg	1.4	1.4	1.2	1.9	1.3	2.2	1.8	1.4	1.9	1.9	2.3	1.9	1.7
锰/mg	3.3	4.0	3.6	4.5	3.7	5.0	4.7	3.7	5.3	6.0	6.7	5.0	4.6

附表 6-3 广东省 6~17 岁儿童青少年营养不良率和贫血率

监测点	营养不良						贫血					
	调查人数			营养不良率 /%			调查人数			贫血率 /%		
	男	女	合计	男	女	合计	男	女	合计	男	女	合计
广州番禺	147	138	285	20.4	21.0	20.7	143	138	281	3.4	5.0	4.2
韶关翁源	138	140	278	27.5	26.4	27.0	139	139	278	10.7	13.6	12.2
韶关南雄	142	138	280	28.2	20.3	24.3	140	140	280	4.2	8.5	6.4
深圳罗湖	138	141	279	13.0	13.5	13.3	140	138	278	5.0	5.0	5.0
珠海斗门	146	134	280	17.8	11.9	15.0	137	141	278	1.4	0.7	1.0
佛山禅城	146	118	264	16.4	9.3	13.3	67	45	112	2.9	8.8	5.3
江门台山	143	137	280	14.7	16.1	15.4	140	140	280	5.7	5.7	5.7
肇庆端州	140	140	280	13.6	7.9	10.7	140	140	280	6.4	5.0	5.7
惠州博罗	138	142	280	16.7	10.6	13.6	139	139	278	5.0	8.6	6.8
河源和平	134	137	271	12.7	8.8	10.7	131	132	263	6.8	13.6	10.2
阳江阳东	137	142	279	13.1	8.5	10.8	139	139	278	6.4	12.2	9.3
清远英德	136	144	280	14.0	9.0	11.4	140	140	280	0.7	7.8	4.2
云浮罗定	137	143	280	5.8	2.8	4.3	140	140	280	5.0	3.5	4.2

附表 6-4　广东省 6~17 岁儿童青少年超重率、肥胖率和中心肥胖率

监测点	调查人数			超重率 /%			肥胖率 /%			中心肥胖率 /%		
	男	女	合计	男	女	合计	男	女	合计	男	女	合计
广州番禺	147	138	285	15.0	8.7	11.9	9.5	4.3	7.0	10.2	10.1	10.2
韶关翁源	138	140	278	5.1	2.1	3.6	2.9	2.9	2.9	2.2	2.9	2.5
韶关南雄	142	138	280	9.9	4.3	7.1	9.2	2.2	5.7	9.2	5.1	7.1
深圳罗湖	138	141	279	14.5	11.3	12.9	19.6	6.4	12.9	20.3	12.1	16.1
珠海斗门	146	134	280	8.9	3.7	6.4	9.6	2.2	6.1	12.3	4.5	8.6
佛山禅城	146	118	264	12.3	3.4	8.3	6.2	1.7	4.2	8.9	4.2	6.8
江门台山	143	137	280	11.2	7.3	9.3	4.9	3.6	4.3	9.1	6.6	7.9
肇庆端州	140	140	280	12.1	5.7	8.9	9.3	2.1	5.7	10.7	5.0	7.9
惠州博罗	138	142	280	13.0	7.7	10.4	10.9	4.2	7.5	15.9	9.2	12.5
河源和平	134	137	271	6.7	4.4	5.5	0.7	2.2	1.5	2.2	8.0	5.2
阳江阳东	137	142	279	5.8	3.5	4.7	3.6	0.7	2.2	6.6	2.8	4.7
清远英德	136	144	280	8.8	4.2	6.4	3.7	3.5	3.6	3.7	8.3	6.1
云浮罗定	137	143	280	7.3	2.8	5.0	1.5	0.7	1.1	2.2	2.8	2.5

附表6-5　广东省6~17岁儿童青少年被动吸烟率、饮酒率和近视率

监测点	吸烟						饮酒						近视					
	调查人数			被动吸烟率/%			调查人数			饮酒率/%			调查人数			近视率/%		
	男	女	合计	男	女	合计	男	女	合计	男	女	合计	男	女	合计	男	女	合计
广州番禺	155	131	286	47.6	43.9	45.8	248	38	286	17.0	9.4	13.3	147	139	286	23.1	37.4	30.1
韶关翁源	143	138	281	53.2	45.0	49.1	235	46	281	17.0	15.7	16.4	140	140	280	12.9	15.7	14.3
韶关南雄	143	137	280	53.6	44.3	48.9	229	51	280	17.9	18.6	18.2	140	140	280	16.4	22.1	19.3
深圳罗湖	206	74	280	32.6	20.1	26.4	248	32	280	13.5	9.4	11.4	141	139	280	38.3	32.4	35.4
珠海斗门	153	127	280	42.4	48.2	45.4	232	48	280	19.4	14.9	17.1	139	141	280	22.3	20.6	21.4
佛山禅城	186	94	280	26.8	41.2	33.6	227	53	280	18.1	19.8	18.9	149	133	282	29.5	34.6	31.9
江门台山	131	149	280	57.9	48.6	53.2	243	37	280	15.0	11.4	13.2	140	140	280	27.1	36.4	31.8
肇庆端州	168	112	280	37.9	42.1	40.0	229	51	280	20.0	16.4	18.2	140	140	280	21.4	27.1	24.3
惠州博罗	125	155	280	55.0	55.7	55.4	241	39	280	17.1	10.7	13.9	140	140	280	26.4	32.1	29.3
河源和平	157	118	275	47.8	38.0	42.9	209	66	275	30.4	17.5	24.0	138	138	276	5.8	15.2	10.5
阳江阳东	130	146	276	57.6	48.2	52.9	232	44	276	23.7	8.0	15.9	140	137	277	22.1	29.9	26.0
清远英德	137	143	280	52.1	50.0	51.1	229	51	280	21.4	15.0	18.2	140	140	280	23.6	40.0	31.8
云浮罗定	181	99	280	38.6	32.1	35.4	234	46	280	20.0	12.9	16.4	140	140	280	27.1	33.6	30.4

附表 6-6 广东省 6~17 岁儿童青少年血尿酸水平和血尿酸偏高率

监测点	调查人数			血尿酸水平 /（μmol/L）			血尿酸偏高率 /%		
	男	女	合计	男	女	合计	男	女	合计
广州番禺	143	137	280	412.1	363.8	388.4	59.4	54.7	57.1
韶关翁源	139	138	277	386.9	349.7	368.4	43.9	49.3	46.6
韶关南雄	139	140	279	362.0	316.5	339.1	33.1	26.4	29.7
深圳罗湖	140	138	278	399.4	344.0	371.9	57.9	44.2	51.1
珠海斗门	136	141	277	407.0	365.5	385.9	54.4	55.3	54.9
佛山禅城	144	119	263	366.4	329.8	349.8	41.7	37.8	39.9
江门台山	140	140	280	421.5	364.3	392.9	62.1	53.6	57.9
肇庆端州	140	140	280	376.0	327.6	351.8	35.0	35.7	35.4
惠州博罗	139	139	278	394.2	343.0	368.6	50.4	45.3	47.8
河源和平	131	130	261	375.4	329.5	352.6	43.5	37.7	40.6
阳江阳东	138	139	277	356.5	304.4	330.4	27.5	23.0	25.3
清远英德	140	140	280	410.7	365.5	388.1	54.3	58.6	56.4
云浮罗定	140	140	280	401.3	356.9	379.1	48.6	48.6	48.6

附表 6-7　广东省各调查点 6~17 岁儿童青少年维生素 D 营养不良情况

监测点	调查人数			维生素 D 缺乏率 /%			维生素 D 不足率 /%		
	男	女	合计	男	女	合计	男	女	合计
广州番禺	146	139	285	3.4	5.0	4.2	23.2	38.1	30.5
韶关翁源	139	139	278	2.1	6.4	4.3	27.3	43.1	35.2
韶关南雄	140	140	280	4.2	2.8	3.5	30.0	49.2	39.6
深圳罗湖	140	139	279	0.0	0.7	0.3	19.2	32.2	25.8
珠海斗门	139	141	280	0.0	2.1	1.0	26.6	29.7	28.2
佛山禅城	145	119	264	0.6	1.6	1.1	31.0	36.9	33.7
江门台山	140	140	280	0.0	0.7	0.3	19.2	26.4	22.8
肇庆端州	140	140	280	0.0	0.7	0.3	14.2	20.0	17.1
惠州博罗	140	140	280	0.0	0.0	0.0	21.4	17.8	19.6
河源和平	134	137	271	1.4	5.1	3.3	30.5	40.8	35.7
阳江阳东	139	140	279	0.0	0.0	0.0	10.7	12.1	11.4
清远英德	140	140	280	2.1	4.2	3.2	26.4	34.2	30.3
云浮罗定	140	140	280	1.4	4.2	2.8	24.2	37.8	31.0

附录七 参加调查工作人员名单

广东省调查队

马文军　彭接文　陈子慧　纪桂元　蒋　琦　洪晓敏　谭剑斌　黄俊明
吴西梅　黄伟雄　顿中军　杨杏芬　张永慧

韶关市南雄市

郭　梅　李　敏　曾海英　曾丽娟　周慧林　黄　祎　沈金蓉　谢康林
叶文秀　刘明凤　何珍珍　孔德桂　何富金　朱海辉　黄春雷　雷　莲
叶光军　李雪梅　凌秀芳　刘慧琼　温　聪　刘丽英　肖　晶　王金龙
凌　秀　肖晓文　刘志玲　姚为东　温天良　龚国香　高林娣　雷海平
陈日新　田　穗　王少华

深圳市罗湖区

杨艳秋　蒋梅连　杨丽萍　蔡鹏飞　朱曙光　付　莹　郑晓美　黄文婷
阳少娟　罗　丹　计新风　蒙雪英　徐渝霞　宋金萍　谢　奎　郑晚美
吕德良　刘旭霞　邓　珊　徐　健　李怡景　王　瑞　谢秀钗　邓　玲
黄嘉谊　郭旭君　袁雪丽　倪文庚　李菊红　卓志鹏　周　卫　金凤霞

阳江市阳东县

谭丽莲　许建明　陈哲明　雷碧婵　岑小燕　雷健雄　谭慧兰　卢卫军
梁晓敏　何忠莲　林玉莲　谭家伟　阮志杰　关志光　黄家富　冯学云
陈星幼　李旺标　陈秋玲　陈　文　戴英梅　滕云东　敖　靖　陈相如
郑杏允　李海凤　雷冬松　司徒春梅　陈俏丽　雷小燕　林雪花　陈星小
陈建榆　谢绍洽　陈昱红　麦　浪　林水莲　黄见兴　司徒彩虹　利雪娇

广州市番禺区

高智雄　宁嘉慧　邹依彤　陈楚杏　谢丽珍　蓝文琪　李映桦　梁栩霆
陆凤琼　文楚纯　陈雨祺　李梦琪　陈剑星　江俊莹　钟绮琪　卢晓婷

王祖群	高志雄	涂晓耿	张卫萍	罗梓泳	邓 琴	郑 喆	巫奕亿
吴燕梅	江俊颖	钟琦琪	谭旭彤	梁伯衡	张玉华	林东明	杨敬淳
王秋英	李义强	张晖燕	梁思宇	蔡小廷	洪晓悦	王欢欢	罗泳仪
詹建强	梁 颖	林志红	吴子龙	李贤潭	周月明	廖锦桃	杨 倩
陈益凤	林玉洪						

江门市台山市

陈玉静	罗宝仪	伍仲笑	黄彩霞	方织女	陈耀宏	黄晓莹	方积女
谭艳芬	陈秀娣	冯珍园	潘红翠	黎煜勋	何燕燕	苏秀枝	冯仲笑
陈金菊	赖玉仙	朱素凤	谭艳芳	谭艳红	王丽霞	陈永霖	余大年
黄锦池	刘瑞瑛	林 睿	关红瑛	王慕菊	陈金环	黄杏梨	余迪旋
李宝娜	邹文瑜	王翠微	刘淑卿				

清远市英德市

曾海英	黄少光	谭艳秋	聂 静	邹杰谊	廖 苑	朱科宇	梁 英
冯雪映	蒋贵凤	邓燕妮	曾俊锋	丘春红	田子君	黎伟全	周杰谊
廖 芃	曾运娥	李树娣	黄细妹	吕小娴	邝少丽	洪晓敏	赖翠萍
丘小鹏	孔理丹	将贵凤	谢伟志	黄顺珍	曾俊峰	邓艳妮	徐佩怡
曾远娥	黎伟泉	邹杰宜	陈彩虹	邬俱华	朱旭豪	江有俊	曾 锋
谢运金	李玉萍	张细娇	吴小凤	罗冰菁	江秀红	郭桂梅	林志娜
蓝秋欣	余慧华	江有深	江桂香				

惠州市博罗县

柯永平	叶煜鹏	张月容	苏玉梅	谢素芳	朱雪文	叶奕平	钟伟峰
陈彩云	邱贵平	胡丽英	邓育芳	曾考考	徐红妹	王春艺	钟伟锋
徐红陈	苗思慧	何洁颖	高群威	李嘉琪	罗建芳	聂 军	叶昱鹏
张旭初	李锡康	陈双燕	古美录	李秋芳	吴志航	骆玉萍	黄美娴
陈小芬	陈晓璇	徐春华					

河源市和平县

徐 巧	叶 丹	黄桂霞	徐 历	刘 媛	张增旋	曹玉华	宋文岳

曹丽娴　朱彩君　叶秀颜　黄丽娜　陈全球　袁道伶　罗良好　陈玉婵
徐青巧　邹雨雷　黄荣贵　曹叶华　肖伟嫦　邹　雷　徐　力　黄荣英
池玉梅　殷权练　陈俊锋　吴海军　叶　丹　叶明镇　黄大万　叶兰芬
钟晓荣　王宇坤

韶关市翁源县

刘秋英　林　彬　吴宝团　高志锋　钟满秀　蔡雪珍　欧阳春艳　龙桂红
李育清　谢晓琴　叶足花　谢晓蓼　雷伟雅　王　倩　杨泰萍　刘会林
刘佳欣　谢敏萍

肇庆市端州区

罗彦亨　梁志勇　黎玉华　谭汉强　沈津津　伍　立　赵婉莎　廖梅婷
伍　力　赵锦钰　陈楚洪　周日辉　何小芬　梁敏妮　古翠虹　郑宏基
罗嘉欣　何汉松　李仲兰　黄雪珍　陈志钊　李展宇　郭赐贶

珠海市斗门区

梁娟玲　黄淑娇　陈顺甜　周悦新　陈秋灵　黄青霞　张树权　黄燕群
黄立昌　蒋结容　靳思雨　罗恩宁　张键怡　成艳丽　杨　进　方海城
梁小满　梁印裕　张梦雪　陈小倩　张雪兰　黄梅燕　梁毅帆　朱　勇
谢水仙　赵育军　欧爱玲　陈军林　汪少君　梁敏华　陈小春　赵叠珠
李诗婷　蒋星新　黄珠群　张冬梅　周　臻　何丽娜　吴晓梅　魏丽萍
温丽雅　周小玲　赵金利　滕勇勇

云浮市罗定市

陈桂明　林韶华　陈思婷　黄家敏　黄文桃　李永泉　梁惠玲　陈凯燕
彭文浩　张乔珍　蔡大杰　彭　健　黄图华　赵惠珍　陈红艳　梁美钿
蓝剑华　李海勇　谭雪芬　李志良　刘知恩　王文龙　付　敏　张　硕
欧木生　廖　莉　徐华铭　陈志语　李志颜　陈玉明

佛山市禅城区

何粤发　陈晓芳　卢小花　王思期　朱璐雯　冯桂梅　吕绍华　肖开元

何粤发　吴文思　刘　滢　黄锦航　赖乐琼　刘斯韵　李伟娟　林　仙
邓庆蓉　丘　科　江志标　陈志标　张杏婷　古嘉城　肖雪花　邓冬云
贺昆路　何凤婷　肖冰心　谢　嘉　李清芸　江国光　陈　琳　霍彩霞
宁　芬　关继文　戚芋怡